中医舌象辨证与解析

◎主编 冀敦福 高学全 邢淑丽

天津出版传媒集团

天津科技翻译出版有限公司

图书在版编目(CIP)数据

中医舌象辨证与解析 / 冀敦福, 高学全, 邢淑丽主编. — 天津 : 天津科技翻译出版有限公司, 2024.5
ISBN 978-7-5433-4443-3

Ⅰ.①中… Ⅱ.①冀… ②高… ③邢… Ⅲ.①舌诊 Ⅳ.①R241.25

中国国家版本馆CIP数据核字(2024)第050743号

中医舌象辨证与解析

ZHONGYI SHEXIANG BIANZHENG YU JIEXI

出　　版:天津科技翻译出版有限公司
出 版 人:方　艳
地　　址:天津市南开区白堤路244号
邮政编码:300192
电　　话:(022)87894896
传　　真:(022)87893237
网　　址:www.tsttpc.com
印　　刷:天津海顺印业包装有限公司
发　　行:全国新华书店
版本记录:710mm×1000mm　16开本　12.5印张　200千字
　　　　　2024年5月第1版　2024年5月第1次印刷
　　　　　定价:98.00元

(如发现印装问题,可与出版社调换)

编 者 名 单

主　编　冀敦福　高学全　邢淑丽

编　委　（按姓氏汉语拼音排序）

　　　　高学全　冀敦福　刘绍永　马　旭　吴正亮

　　　　邢淑丽　赵克蕊　赵宵溢　郑华清

序 言 一

舌诊是中医传统的诊法,也是中医四诊中望诊的主要内容。通过观察舌质的有神与无神(舌的光泽与晦暗的程度)、舌形的胖瘦、舌态的软硬、颜色的浅深,以及舌苔的厚薄、苔色的白黄灰黑及苔之腐腻与润燥等以了解机体的生理功能和病理变化,以诊察疾病、辨识证候的属性及证之真假等,是治疗用药的重要依据。历代医家十分重视舌诊,积累了丰富的望舌经验。舌象是中医诊断治疗疾病的重要客观指标,具有重要的临床意义和应用价值。舌诊也是中医临床医师的基本功和重要的诊断技能。临证时既要熟练掌握中医舌诊的基本理论、基本知识,更要注意训练望舌辨舌的基本技能,准确地辨识舌象,鉴别相类舌象。这需要初学者在临床中长期积累,细心辨别,才能准确地诊治病证。

天津中医药大学的冀敦福教授中医造诣深厚,具有60余年教学与临床经验,精于舌诊研究。运用现代科技手段与天津、香港两地高校的专业教师合作,在临床拍摄了大量病理舌象照片,并精选出典型舌象编制成教学课件,使中医教学内容图文并茂,更加贴近临床,易于掌握,取得了更突出的教学效果。冀教授经潜心研究,编纂而成《中医舌象辨证与解析》一书。

本书内容涵盖舌诊的起源、发展,舌诊研究现状,诊舌的方法;正常人舌象特征、病理舌象特征、临床意义及其形成机制;其临床应用,包括望舌辨体质、望舌诊病、望舌辨证、辨舌用药等内容。著作理论联系实际,并就其病理意义、治疗原则进行了系统论述,阐释了历代学者、著名医家的舌诊经验与临证辨识要点。舌象辨析是本书重要特点,也是精华所在,更是作者长期临床实践的经验总结,尤其值得钻研细究。书中图文并茂、内容翔实,有各种病证的典型舌图。彩色舌图清晰,图像逼真,切合临床实际应用,动态舌象配有二维码。本书可谓舌诊教学与训练之大全,更是学习中医舌诊之理论与实践相结合的一部力作,值得推荐。

张伯礼

中国工程院院士

国医大师

天津中医药大学名誉校长

中国中医科学院名誉院长

2024 年 4 月于天津静海团泊湖畔

序 言 二

舌诊是中医望诊的重要组成部分，具有悠久的历史。早在《黄帝内经》《难经》等典籍中就有关于舌诊的相关论述，张仲景在《伤寒杂病论》中运用了大量舌诊技法，将舌诊作为辨证论治的重要依据。之后，历代先贤不断补充、丰富，提高舌诊的理论与实践水平，并在元代诞生了第一部舌诊专著《敖氏伤寒金镜录》。至明清时期，随着温病学的不断发展，"温病察舌"成为医家广泛采用的诊断方法。叶天士拓展了舌诊的应用范围，确立了舌诊在辨证论治体系中的重要地位。此后，舌诊著作如雨后春笋般不断涌现。

大量舌诊专著多以文字描述为主，一些舌诊图谱虽采用舌象照片，限于年代、摄影器材与环境、技术等因素，亦不能令人满意。为此，天津中医药大学与香港大学中医药学院的部分老师，为嘉惠后学，在临床诊疗时每遇到典型舌象便拍摄保存。20余年间，积累了大量舌象的图像。他们以便于课堂教学与临床实践为原则，精挑细选、去粗取精、分门别类，选择易于学习和应用的舌象，并为每一幅舌象图片配以"舌象特征""临床意义""治疗原则""按语"等，文字深入浅出，内容实用。实为中医学生与临床医生不可多得的舌诊参考书。

是为序。

香港大学中医药学院院长、教授

前　言

　　望舌诊病是中医学极具特色的诊断方法,是诊察和判断患者身体功能状态和病情轻重的重要手段。中医舌诊发展历程久远,可追溯到3000多年前的殷商时期。至春秋战国、秦汉时期,已大体奠定了基础。历代医家对舌诊十分重视,在漫长的诊疗实践中不断得到发展,成为祖国医学瑰宝。

　　在中国历史的发展中,中医运用望、闻、问、切四诊诊察患者,用草药和针灸治愈了许多患者。笔者深切感受到中医学在民族繁衍和保健方面做出了重要贡献,于教学中曾主讲中医诊断和温病学,都涉及舌诊,在主治医师班和西医学习中医班的教学中,有临床经验的医者,尤其注重理论联系实际,运用舌诊诊病,引起了大家极大的兴趣。但感到课上讲的内容远远不能满足临床需要,迫切希望有集大成之作,以提高舌诊的诊疗水平,遂萌发了整理舌诊的想法。有幸,有几位志同道合的师生愿为此付出心血,10多年来坚持进行舌图收集,反复研读舌诊材料,进行归纳整理,不畏严寒酷暑,终于完成编写。

　　本书的编排以大学教材为蓝本。全书主要内容有:舌诊概述(包含舌诊源流);望舌质(神、色、形、态);望舌苔(苔质、苔色);以及舌诊的现代研究进展,示人以舌的发展历程及全貌。舌的论述分"舌象特征""临床意义""相类舌象""治疗原则""按语"4个方面论述。"相类舌象"是对相类舌象及其病理意义进行辨识,为辨证治疗提供准确的依据。"按语"主要引用历代医家对舌诊的论述和心得,对舌象的阐释更准确、更详细。其中涉及的治疗问题,以前有关舌诊的书籍中一般少有涉及或叙述繁杂,难以掌握。本书对各类舌象提出治疗思想、治疗原则和一些具有特色的治疗方法的运用。如对因湿热所致腻苔类疾病的治疗,历代医者皆以湿性黏腻淹滞、缠绵难愈而感到困惑。而本书采用叶天士、吴鞠通等温病学家的治疗思路和方法,提出湿热两分方法,并以祛湿为重,不可用苦寒之品而遏伏湿邪;和治湿不利小便,非其治也的治疗思想。笔者体会到学习时虽有分科的不同,但针对同一致病因素治疗的指导思想应该是相同的,一定要做到融会贯通。实践证明,效果是显著的。但在具体治法上因本书以舌诊辨析命名,重点在舌,因此只以"治疗原则"列项,在方药上不宜多费笔墨,以防喧宾夺主。

本书编写分工:第一章、第四章,邢淑丽,赵宵溢,吴正亮;第二章,高学全、赵克蕊;第三章,冀敦福、刘绍永、郑华清、马旭。

舌诊研究是我校的传统项目。张伯礼教授的"中医舌诊客观化研究"等项目,早在20世纪就获得省部级科技进步奖和国家科技进步奖;在本书的编写过程中,张伯礼院士在百忙之中给予了热心帮助和悉心指导,并予作序。香港大学中医药学院院长冯奕斌教授亦为本书作序,均致以衷心的感谢。

由于时间仓促,编者水平所限,书中难免有不足或错漏之处,恳请专家、学者、同及广大读者不吝赐教。不胜感激。

冀敦福

目　　录

共同交流探讨
提升专业能力

▪▪■ 智能阅读向导为您严选以下专属服务 ■▪▪

【配套视频】 扫码查看相关视频，了解动态舌象知识。

【读者社群】 与书友分享阅读心得，交流探讨专业知识与经验。

【推荐书单】 推荐相关好书，助您精进专业知识。

操作步骤指南

微信扫码直接使用资源，无须额外下载任何软件。如需重复使用可再次扫码。或将需要多次使用的资源、工具、服务等添加到微信"收藏"功能。

扫码添加
智能阅读向导

第一章 舌诊概述

第一节 舌诊的概念与临床应用价值

一、舌诊的概念

舌诊,又称望舌,指医生通过观察患者舌质与舌苔的变化,了解机体的生理、病理变化,以达到诊察疾病、辨别证候的目的。舌诊是中医学独有的特色诊法之一,属中医"望诊"范畴。医生通过观察患者的舌苔、舌质及舌下络脉,了解病变所在,并以此为依据,分析疾病的发生、发展、转归及预后。

二、舌诊的临床应用价值

舌诊是中医重要的诊断方法之一,更因"客观准确、简便易行"的特点,常作为辨病、辨证的重要依据。《临症验舌法》言:"凡内外杂症,亦无一不呈其形、著其色于舌……据舌以分虚实,而虚实不爽焉;据舌以分阴阳,而阴阳不谬焉;据舌以分脏腑、配主方,而脏腑不瘥,主方不误焉。危急疑难之顷,往往症无可参,脉无可按,而惟以舌为凭;妇女幼稚之病,往往闻之无息,问之无声,而惟有舌可验。"通过观察舌象,可以了解人体正气的盛衰、病位的深浅、邪气的性质、津液的存亡、病情的轻重和病势的进退,从而推断疾病的转归与预后,确定治疗方案,指导处方用药。

舌诊是中医辨病、辨证的诊断方法和重要依据。其重要意义可归纳为以下6个方面。

(一)判断正气的盛衰

清代著名医家徐大椿言:"疾病之人,若元气未伤,虽病甚不死,元气或伤,虽病轻亦死。"所谓"有诸内必形诸外",正气盛衰可通过观察舌象来判断。若正气充足,脏腑功能健旺,精、气、血、津液等上荣于舌,即表现为正常舌象——淡红舌、薄白苔、津液适中、运动灵活。若正气不足,脏腑虚损,气血虚少,可呈现出不同的病理舌象,例如,气血不足,舌质淡白少华;阴液虚少,舌体瘦薄干瘪,红绛少苔,甚则痿软颤动。

不仅如此,苔乃胃气所生,验苔可察胃气之存亡。若苔白而润乃胃气旺盛之象;舌光无苔为胃气衰败或胃阴枯竭之征,严重者可见舌苔剥落或无根,甚则舌光洁如镜。

(二)分辨病位的深浅

通过观察舌象的变化,可判断病位的深浅。

正常人的舌苔为薄白苔。病邪初入肌表,病位尚浅,舌苔往往未表现出大的变化,仍为薄白苔。若邪气入里,则舌苔可变。如温热病从卫分(表证)进入气分(里证),或伤寒由太阳(表证)内传阳明(里证),则舌苔常由薄转厚、由白转黄。

不仅如此,舌质的变化也可反映病位的深浅。以外感温热病为例,其病位浅深可划分为卫(最浅)、气(浅)、营(较深)、血(最深)4个层次或阶段。表证初起,邪在卫分,舌质变化不大或仅见舌边尖发红;邪气入里,气分证起,舌质整体变红;若病邪进一步深入,进入营分、血分,舌质就变为红绛或紫绛,标志着病位更深、病情更重。

(三)区别邪气的性质

不同性质的邪气致病,在舌象上都有所反映。因此,通过观察舌象可以辨别出病邪的性质,判断出病因。

如黄苔多主热,白滑苔多主寒。白厚腻苔多为食积、湿浊、痰饮,黄厚腻苔多主湿热邪盛,红绛舌、苔白如积粉者是瘟疫邪气,为热盛。内伤杂病中,脏腑功能失常也反映于舌。一般舌尖红、起芒刺,属心火亢盛,舌边红多属肝胆有热,舌体颤动多为肝风内动,舌体㖞斜为中风先兆,舌青紫或有瘀斑、瘀点多是瘀血。

一般来说,外感风寒多表现为薄白苔;外感风热多表现为薄黄苔;寒湿偏盛则舌胖而苔腻;燥邪为患则舌红而苔干;火热内盛者舌红苔黄燥;痰浊内生者苔多黏腻;水饮内停者多为水滑苔;饮食停滞者多见粗腐苔;舌体出现凹陷、红点多见于体内虫积;舌见紫色斑点多为瘀血阻滞;中毒者舌见蓝色。故风、寒、暑、湿、燥、火、痰、饮、水、食、瘀、虫等病邪皆可从舌象上加以辨识。

(四)推断病势的进退

正邪的消长和病势的进退,除了临床症状加重或减轻以外,舌象往往会呈现出相应的变化。特别是外感疾病,舌象的变化更为迅速,如舌苔由白转黄,又进一步变灰黑,说明病邪由表入里、由轻转重;舌苔由润转燥,多是热盛而津液渐伤;若苔由厚变薄,由燥转润,往往是病邪渐退、津液复生。若舌质由淡红,渐至红、绛、深绛,说明热邪逐渐深入为病进,反之为病退。在内伤杂病中,舌象的变化同样能够反映出病势的进退,如前所述,若舌由红转青紫或见瘀斑,表示有瘀血出现,为病重之象。

(五)推断疾病的预后

诊察舌象可以推测疾病的预后。凡舌象的神气、颜色、形态无大的异常变化,如舌荣有神、舌面有苔、舌态正常,表明邪气未盛、正气尚存、胃气未败,病虽重,但仍有转机,预后较好。反之,若出现危重舌象,舌的形、色,神气败坏,舌质枯晦,舌苔无根,舌态异常,则提示正气大伤、脏气衰竭,预后多不良。《形色外诊简摩》载:"舌质既变,即当察其色之死活。活者,细察柢里,隐隐犹见红活,此不过血气之有阻滞,非脏气之败坏也;死者,柢里全变,干晦枯痿,毫无生气,是脏气不至矣,所谓真脏之色也。故治病必察舌苔,而察病之吉凶,则关乎舌质也。"

(六)指导立法、遣方用药

辨舌用药,早在《伤寒论》《金匮要略》等东汉医籍中就有许多记载。至明清时期,随着温病学的发展,众医家对舌诊的重视达到了前所未有的高度,叶天士、吴鞠通等著名医家对此尤有心得。在《外感温热篇》中,叶氏多次强调用药"要验之于舌""必验之于舌"。如运用苦泄与开泄时,叶氏指出:"……必验之于舌;或黄或浊,可与小陷胸汤或泻心汤,随证治之;或白不燥,或黄白相兼,或灰白不渴,慎不可乱投苦泄……虽有脘中痞闷,宜从开泄,宣通气滞,以达归于肺";又如用下法,叶氏告诫:"……亦要验之于舌,或黄甚,或如沉香色,或如灰黄色,或老黄色,或中有断纹,皆当下之,如小承气汤……若未见此等舌,不宜用此等法。"论述极为精辟。据舌以用药的宝贵经验至今仍然有效地指导着临床治疗,并不断地发展完善。临证应当对舌象加以重视并勤于观察,才能做到用药既无不及又无太过,恰到好处。

第二节　舌诊的发展源流

舌诊的历史可以追溯至3000多年以前。殷商时期,在殷墟出土的甲骨上曾有关于"疾舌"的明确记载,此时的"疾舌"泛指舌体疾病。春秋战国时期,望舌已作为一种诊断疾病的方法。如马王堆汉墓出土的简帛医书《足臂十一脉灸经》《阴阳十一脉灸经》《阴阳脉死候》(大约成书于春秋战国时期),均提出可通过望舌的形态来诊断疾病,其中《阴阳脉死候》首次提出"舌陷卵卷"等舌象,是现存最早的有关舌诊的文字记载。又如扁鹊(秦越人)即以切脉、望色、听声、写形等多种诊法诊病,其舌诊的内容曾被《脉经》所辑录,如"病人舌卷卵缩者必死""病人汗出不流,舌卷黑者死",提出可通过望舌的颜色来诊断疾病,补充了舌诊的内容。

秦汉时期,舌诊得到了很大的发展。《黄帝内经》被认为是中医舌诊发轫之作,其系统地阐述了舌的解剖关系、生理功能、病理认识、临床意义等。在解剖关系上,《灵枢·肠胃》言:"舌重十两,长七寸,广二寸半。"首次提出舌的重量、长度、宽度,为后世临床医学的发展奠定了基础。在生理功能上,《灵枢·忧恚无言》云:"舌者,声音之机也。"指出舌与声音关系密切。《灵枢·脉度》云:"心气通于舌,心和则能知五味矣。"《灵枢·经脉》言:"肾足少阴之脉……

入肺中,循喉咙,挟舌本……""脾足太阴之脉……夹咽,连舌本,散舌下……"指出了五脏六腑、经络系统与舌的联系,言明舌可反映内在脏腑的信息,是脏腑的"外候"。在病理认识上,《灵枢·经脉》曰:"脾足太阴之脉……是动则病舌本强……是主脾所生病者,舌本痛,体不能动摇……"阐释了舌的病理状态与经络连属的关系。在临床意义上,《灵枢·热病》载:"舌本烂,热不已者死。"提出舌象变化可作为判断疾病预后的重要依据。

《难经》中记载了有关舌象变化及其病理机转。《难经·二十四难》:"足厥阴气绝,则筋缩引卵与舌卷。厥阴者,肝脉也,肝者,筋之合也,筋者,聚于阴器而络于舌本。故脉不荣,即筋缩急,筋缩急即引卵与舌,故舌卷卵缩,此筋先死。"《难经·五十八难》:"寒热之病,候之如何也? 然:皮寒热者,皮不可近席,毛发焦,鼻槁,不得汗;肌寒热者,皮肤痛,唇舌齿槁,无汗;骨寒热者,病无所安,汗注不休,齿本槁痛。"脾主肌肉,开窍于口唇,脾受邪则其不运,故皮肤作痛。津液不能温于肉里以荣唇舌,故出现唇舌干燥、齿槁无汗、皮肤作痛等症状。

东汉张仲景在《伤寒杂病论》中首次提出"舌胎"(即"舌苔")的概念,如《伤寒论》中载有"舌上白胎滑者""舌上胎滑""舌上如胎者"等与舌苔相关的描述。他将舌象的变化作为辨识病机、审查病性、判断病势、推断预后、鉴别诊断、遣方用药的重要依据,如《金匮要略·痰饮咳嗽病脉证并治》中的"腹满,口舌干燥,此肠间有水气",说明痰饮病患者在腹满的同时有口舌干燥的症状,其病机不是津液亏损,而是由水气不能运化、阻滞气机所致,此条文为张仲景用舌象判断病机的范例。又如《伤寒论》130条"脏结无阳证……舌上胎滑者,不可攻也"为张仲景通过舌诊判断邪气的性质。《伤寒论》129条"……舌上白胎滑者,难治"为张仲景通过舌诊判断病情的病势及预后。如《金匮要略·中风历节病脉证并治》:"……邪入于腑,即不识人;邪入于藏,舌即难言,口吐涎。"为张仲景通过判断舌体的灵活与否、语言障碍作为风中脏与腑的鉴别依据;如《伤寒论》221条:"……胃中空虚,客气动膈,心中懊憹,舌上胎者,栀子豉汤主之。"《伤寒论》168条:"大渴,舌上干燥而烦,欲饮水数升者,白虎加人参汤主之。"前者为"舌上胎",是由阳明气分热证腹满误下、使客热上扰胸膈所致,后者为"舌燥",是伤寒误用吐、下之后导致热邪入里,虽同为热病,但患者的舌象表现不同,故遣方用药有别,此为仲景通过舌诊及其他诊法来选方用药。仲景察舌内容中首创察"舌胎",补充了对于舌态、舌觉、舌质、舌苔的观察,将舌诊作为辨证论治的主要依据。

西晋王叔和在《脉经》中,保存了三国以前的许多舌诊文献,其中有很多以舌诊佐脉诊的例证,具有很高的史料价值,如《脉经·卷七》:"……吐舌下卷者,死。唾如胶者,难解。舌头四边,徐有津液,此为欲解。"又如《脉经·卷四·诊百病死生脉诀》中"热病七八日……舌焦干黑者死"。葛洪、巢元方也重视辨舌诊病。葛洪发展了舌下络脉诊法,用于治疗肤黄等病。如《肘后备急方》载:"舌上白,或喜睡眠,愦愦不知痛痒处,或下痢,急治下部。"是根据舌象、嗜睡与否决定治疗的部位。巢元方在《诸病源候论》中记载了许多对舌体变化的观察,如舌肿、舌强、舌烂、舌不收、舌缩、弄舌、舌胀、舌出血等;关于舌色、苔色的描述,如舌上白、舌上黄、舌焦黑、舌赤、舌青也不少。这足以说明巢元方对舌诊应用于中医各科是成体系的。其运用舌诊于各科疾病,如在急性病的诊断上,提出"着蛊毒……胸胁支满,舌本胀强";在产科的预后判断上,言明"候其产妇,舌青者,儿死母活……面青舌赤,沫出者,母死子活";在儿科的诊断上,指出"心候舌,脾之络脉出于舌下。心脾俱热,气发于口,故舌肿也"。

唐代孙思邈在《备急千金要方》中提出舌象变化属"病在脏腑",专设"舌论"和"舌病"两节,以讨论舌象与脏腑的联系,如:"舌者心主,小肠之候也……若多咸则舌脉凝而变色,多食苦则舌皮槁而外毛焦枯,多食辛则舌筋急而爪枯干,多食酸则舌肉肥而唇揭,多食甘则舌根痛而外发落……若腑寒则舌本缩。"这些阐述为后世察舌辨脏腑提供了理论依据。又如《备急千金要方》中在论述六淫病邪时,通过观察"胎"色来确定病邪的性质,新增"黑胎有寒热二性,舌质地干焦者属热,舌青黑润者为寒"等论述,促进了舌诊理论的成熟。除此之外,唐代还出现我国最早的儿科专著《颅囟经》,书中载有"舌上生疮是心疳""孩子惊痫,不知,迷闷嚼舌""保童丸治小儿孩子诸色疳候……舌上生疮"等论述,为儿科察舌辨证之开端。

宋金元时期,舌诊引起了部分医家的注意,并著有相关论述。钱乙在《小儿药证直诀》中首创"舒舌""弄舌"的名称。弄舌有两种情况:属于心经热盛宜用寒凉药以泻心火;脾经微热宜服泻黄散以清脾热。大病未已又出现弄舌,说明脾胃衰败,主凶。朱肱《伤寒类证活人书》言:"背恶寒有两证:三阳合病背恶寒者,口中不仁,口燥舌干也;少阴病背恶寒者,口中和也,以之。"前者为有邪热,属阳证;后者属于正虚,为阴证。以有无口燥舌干来辨阴阳虚实。成无己在其著作《伤寒明理论》中系统地归纳阐述了伤寒中关于舌诊的生理舌象、病理舌象,以及其形成的病因病机,指出了病理性舌苔生成的病机为邪气传里,津液互结,并将病理性苔色大致划分为白、黄、黑三种,阐明了寒邪由表入里舌质、舌苔的变化过程,《舌上胎》一篇是成无己对张仲景有关舌诊论述的继承与发展。

以金元四大家为代表的不同学术流派对舌诊各有心得。补土派的著名医家李杲在《脾胃论》中提到:舌干而咽干的,多为饮食不节,劳役所伤;舌干而胸胁痛的,多为肝木妄行;舌干而口苦食无味的则为阳气不伸等。同样的舌干,由于出现了不同的症状,可测知其内在变化有所不同。

滋阴派的朱丹溪在《金匮钩玄》中提出"木舌"的证治。在《局方发挥》中提出舌苦、舌涩、舌干均为热证,不应该用健脾温胃、壮肾补气之药。在鉴别中风语涩方面,通过舌诊的鉴别,强调了语涩有"有舌纵语涩,有舌麻语涩"的不同,突出了舌诊对于辨证论治的重要性。

张从正在辨证论治中也很注重舌诊。他在《儒门事亲》中有"热结于舌下复生一小舌子,名曰子舌胀,热结于舌中,舌为之肿,名曰木舌胀,木者强而不柔和也……若不归之火,则相去远矣"的论述,其中"子舌胀"即重舌,"木舌胀"即舌肿。张从正通过对舌体的形状、动态的观察,判断出病邪性质为火热之邪,可见其对舌诊运用的纯熟。

刘完素是寒凉派的代表人物,注重火热病的诊治。他在临床过程中观察到有里热时舌色会加深,随着体内火热的加重,舌上的舌苔会从干燥到剥脱,舌变为纯红色或绛红色,于是红舌就成为六气化火的明证,舌诊也间接反映了五脏之气的热化。刘完素的火热论,为证明体内有热,提出了舌红的诊断依据,从而促进了对外感病舌象的观察,以及对舌诊经验的系统整理。

元代《伤寒金镜录》(敖氏原著,云杜本撰)为第一部舌诊专著,成书于1341年,后经杜清碧增至36图,因下列治则方药而更加完善,被后人称为《敖氏伤寒金镜录》,成为舌诊的开山之作,标志着舌诊走向成熟。

明清时期为中医舌诊发展的鼎盛时期,温病学说渐趋成熟。其代表医家有吴有性、余霖、薛雪、陈平伯、叶天士、吴鞠通等。

吴有性开创了"温病察舌"的先河,其代表作《温疫论》从病因学角度摆脱了伤寒的束缚,使温病从伤寒病的诊疗体系中脱离出来,成为判断邪在膜原或邪气入里的依据。《温疫论》全书有舌诊记录67处,对苔色、苔质、舌形、舌态一一进行了详细的阐述,重点论述了疫病的辨证方法,并提出了5条诊断提纲,分别为辨气、辨色、辨舌、辨神、辨脉,明确了舌诊在温热病诊断中不可替代的地位,标志着温热病正式脱离伤寒诊疗体系,为建立温病辨证体系奠定了基础。

清代温病学家叶天士的《温热论》扩展了温病的舌诊方法,除了"望"以外,还有"扪""擦""问"等法。他强调,温病要"验之于舌",并将舌象的变化运用于卫气营血辨证中,使舌诊成为温病临床分型的主要依据。

(1)辨别舌之病位方面。卫气营血辨证的创立,是叶氏对温病学做出的具有里程碑意义的贡献。该辨证方法以舌象为主要诊断标准,如"舌白而薄者,外感风寒也……若白干薄者,肺津伤也",阐述了辨卫与气,详于验苔,辨营与血,重在辨舌。除了以舌象判断卫气营血的疾病阶段外,叶氏还论述了以舌象断五脏病位的方法,例如,舌绛而中心干,为热入心营兼胃火烁液;舌尖绛干,乃心火上炎。这对临床实践颇有指导意义。

(2)辨别舌之润燥方面。叶天士指出,温热病邪最易耗伤津液,舌象对人体津液的盈亏反应非常迅速,通过辨别舌之润燥,确定了病邪的性质及其病机,从而确定了处方用药。他强调了辨别舌之润燥在温病辨证论治中的重要性。

(3)察舌论治方面。《温热论》确立了通过对舌象等四诊信息辨证论治的法则,如"舌胀大不能出口者,此脾湿胃热……用大黄磨入当用剂内,则舌胀自消矣"。叶氏以舌诊为纲,使辨证更为全面、严谨。

(4)判断预后转归方面。叶氏对治疗急症、险症、危症的舌象变化加以总结,如《温热论》26条"若舌白如粉而滑,四边色紫绛者,温疫病初入膜原,未归胃腑。急急透解,莫待传陷而入,为险恶之病。且见此舌者,病必见凶,须要小心"。该方法在现代临床仍有指导意义。

吴鞠通首创三焦辨证,在《温病条辨》中将舌诊的内容概括为舌苔、舌质、舌色、舌形、舌态5种,并以舌象作为其辨证的重要依据,系统地论述了各类温热病的诊治,极大地丰富了温病学说,以及舌诊的内容。

明清时期,温病学的发展推动了舌诊的研究,两者互相促进,为中医舌诊的发展做出了极大的贡献,创立了一套适用于整个温热病的察舌规律,奠定了温病学察舌辨证论治的原则。在此期间,大量舌诊著作涌现,专著专书达10多种,使舌诊学趋于成熟,临证经验亦相当丰富。其中,图谱类专著有申斗垣的《伤寒观舌心法》、张登的《伤寒舌鉴》、王文选的《舌鉴》、梁玉瑜的《舌鉴辨正》、曹炳章的《彩图辨舌指南》。有文无图的舌诊专书有徐灵胎的《舌鉴总论》、傅耐寒的《舌胎统志》、刘恒瑞的《察舌辨症新法》、杨云峰的《临症验舌法》等。

《伤寒观舌心法》是申斗垣在《敖氏伤寒金镜录》36舌图的基础上,演绎为137舌,其内容丰富、阐述精辟,是申氏多年来临床实践的总结,集当时舌诊之大成。

张登的《伤寒舌鉴》将《伤寒观舌心法》的舌诊资料重新整理,又加入了其父张璐及其自身经验,备列伤寒观舌之法,分白、黑、黄、灰、红、紫、霉酱、蓝8种舌苔,共成120幅舌苔图。每种舌象,首列总论,指其成因,言其变化规律,论其辨证意义和治疗方法。并附妊娠伤寒舌,每种舌除总论之外,各图均有说明,观舌辨证颇为扼要,在内容上还把舌质、舌苔区分立论,是为舌诊学上的进步。

王文选的《舌鉴》是在《伤寒舌鉴》的基础上,汇集《敖氏伤寒金镜录》和段正谊的瘟疫十三舌,去其重复而成的149幅舌图,是清代以前舌图的总汇。

梁玉瑜的《舌鉴辨正》根据家传经验和其自身的实践体会,参考、纠正了王文选的《舌鉴》，并增加了杂病观舌辨证的方法，著成《舌鉴辨正》一书。此书首列全舌分经图，即舌根主肾、命门，舌中主脾、胃，舌尖主心、肺，舌边主肝、胆，指出病理舌苔出现在何处，就是何经之病。

曹炳章所撰的《辨舌指南》，以其精湛的医术、博学多识之才，广采古今中外之医书及各类报纸、杂志，凡察舌治病之法，摘录无遗，并去繁就简、去粗取精，撰成有彩图122幅、黑白图6幅的舌诊类名著。由于该书力求全面收集古人的舌诊经验，并初步运用现代医学的解剖、组织、生理学观点来阐明中医舌诊原理，是我国清代以前舌诊学的集大成者，成为研究舌诊的重要著作。

徐灵胎的《舌鉴总论》虽然有文无图，但其对舌诊论述精当，尤其是"舌乃心苗，心属火，其色赤。心居肺内，肺属金，其色白。故当舌地淡红，舌胎微白，而红必红润内充，白必胎微不厚，或略厚有花，然皆干湿得中，不滑不燥，斯为无病之舌，乃火藏金内之象也"这段论述，对舌之属性、舌色形成的原因、正常舌象的标准，论述得十分准确，为后世医家所称赞。

傅耐寒的《舌胎统志》中首创了"淡白舌"一名，与正常的"淡红舌"相区别。他提出前人的舌诊论述多辨伤寒、少言杂证，因此在撰写《舌胎统志》时，尤其重视察舌辨杂证。另外，他认为舌质为本、舌苔为标，不可将质、苔混谈，因此，其书的编写方式也以舌质、舌苔分门。

刘恒瑞的《察舌辨症新法》最早采用西医学知识解释了舌苔生产的原理。除此之外，强调了诊察舌尖、舌边、舌中部、舌根部的重要性，论述了白苔、黄苔和黑苔的诊断法。其中，《察舌辨症新法·苔色变换吉凶论》，专门以苔色为依据推断疾病的预后及转归，并且提到注意服药前后的苔色变化，对临床有很强的指导意义。

中华人民共和国成立以来，由于党和政府对中医事业的大力提倡、重视和鼓励，舌诊研究取得了很多成绩，如陈泽霖《舌诊研究》、靳士英《舌脉研究》、李乃民《急腹症舌象研究》、张伯礼《中医舌诊客观化研究》、戴豪良《舌苔的电子显微镜研究》、胡庆福《青紫舌的综合研究》等。与此同时，舌诊在古籍整理、新著出版方面也如雨后春笋，不断涌现：《中医杂志》《新中医》《浙江中医杂志》《浙江中医药》等先后刊登了一些舌诊研究工作者对《敖氏伤寒金镜录》《察舌辨症新法》《辨舌指南》等古医籍的继承和发展，为今人应用古医籍的舌诊经验提供了借鉴。

北京中医学院中医系中医基础理论教研组编著的《中医舌诊》为中华人民共和国成立后的第一本舌诊专著，详述了舌苔和舌质的诊察方法，并重点介绍了临床常见舌质结合舌苔的主病和治法，对我国的舌诊研究和教学都产生了深远的影响。陈泽霖、陈梅芳编著的《舌诊研究》为中西医结合研究舌诊的专著，在充分继承我国古医籍舌诊研究经验的前提下，以现代医学科学技术为依据，运用现代解剖、组胚、生理、生化、病理等方法研究舌象，经过大量临床与实验室工作，在我国第一次提出比较科学的舌象观察研究方法，揭示了部分病理舌象产生的机制，对每种病理舌象概括性地提出了临床辨证类型，并充分介绍了一些国外舌象研究经验，真正做到"古为今用、洋为中用"，为我国舌诊研究步入现代化、科学化开创了学术先河。李乃民编写的《望舌诊病》以现代疾病为研究对象，经过反复临床实践研究，揭示常见疾病中有明显规律的舌象特征，并用这些带有特异性舌象表现的指标诊断疾病，常收到不亚于现代科学仪器检查所确定的结果，首次提出了望舌与现代医学的单一疾病相联系的望舌诊病方法，总结了24种疾病舌象的特征，为我国舌诊用于疾病诊断开创了良好的范例。在此基础上，李乃民及其团队继续勇攀高峰，收集了自甲骨文起的古医籍400余部，近代含有舌诊内容的著作230余部，以及中华人民共和国成立后至1991年各杂志发表的文章近千篇，结合他的舌诊研究经验，撰写出版了我国第一部乃至世界第一部舌诊研究全书《中国舌诊大全》。这本书共计344万余字，收录了300余幅舌图，对我国历代舌诊的研究经验做了比较完善的整理与总结，对我国临床及舌诊研究都有重要的参考价值，是具有较高实用价值的工具书和参考书。

宋天彬编著的《中医舌苔图谱》有彩图舌象257幅，是当时我国舌诊研究彩图篇幅较多的图谱。该书是一部形象直观、突出了单因素临床意义的舌诊图谱专著。靳士英主编的《舌下络脉诊法的基础与临床研究》论述了舌下络脉的诊法源流、演变与传统理论，并介绍了临床应用观察结果，收录照片及线条图200余幅，填补了此前舌诊图谱缺乏舌下络脉诊法的空白。

王季泰主编的《舌诊源鉴》,以历代有关舌诊著述为基础,吸取其精华,应用中西医结合理论,结合教学、临床与科研实践,系统归纳了各种舌象的发病机制、诊断及治疗方法,对舌诊的普及,以及其在诊疗中的应用发挥了很强的推动作用。

由于舌诊具有重要的诊断价值,并且无创伤、方便易行,故这种古老的诊法在诊断和辨治疾病方面将会有更广阔的前景。随着科学技术的发展,舌诊将会不断焕发出新的、更加强大的生命力。

第三节　舌的组织形态结构与舌象形成的关系

一、舌的组织结构

舌是口腔中重要的器官之一,它附着于口腔底部、下颌骨、舌骨,呈扁平而长形。舌为肌性器官,由黏膜和纵横交错的横纹肌组成,故《灵枢·经脉》云"唇舌者,肌肉之本也"。

(一)舌的外形

舌分舌体与舌根两部分,舌体上面叫舌背,中医习惯称之为舌面。1984年制定的《有关舌诊的统一名词和舌上分布的规定(草案)》已不再使用"舌背"一词。舌面正中有一条不甚明显的纵行的正中沟,两边叫作舌边,后部称为舌根,中部称为舌中,前端叫作舌尖。舌尖游离,上卷时可看到舌的下面,即舌底,舌底正中线上有一条连于口腔底的皱襞,叫作舌系带。舌系带两侧各有一条平行的锯齿状小皱襞,叫作伞襞,小儿的伞襞较为清晰。舌系带和伞襞间的黏膜深处,隐约可见浅蓝色细小的舌下静脉,《内经》称之为舌下两脉。《灵枢·卫气》曰:"足少阴之本,在内踝上下三寸中,标在背腧与舌下两脉也。"《素问·刺疟》又曰:"舌下两脉者,廉泉也。"舌系带终点的两侧有一对圆形黏膜隆起,叫作舌下阜,其顶部有舌下腺和颌下腺的共同开口,左称金津,右称玉液,是胃津、肾液上潮的孔道。自舌下肉阜向两侧后方延伸成一对黏膜隆起,叫作舌下襞,其肿胀可形成重舌,舌下腺小管向上散在开口于此襞。《灵枢·胀论》谓:"廉泉玉英者,津液之道也。"即指此胃津、肾液上潮之孔道。

(二)舌的解剖结构

1.黏膜层。黏膜层的上皮为复层扁平上皮,从上到下还可细分为4层。

(1)角化层。角化层位于黏膜层的最表层,由上皮细胞形成的完全角化细胞或不全角化的细胞组成。完全角化细胞的细胞核大多消失,不全角化的细胞呈扁平状,有棱形细胞核残存。正常时,角化层平铺于黏膜表面,有时可形成角化突起,突出于舌面,一般高度为150μm左右。

(2)颗粒层。颗粒层位于角化层下,细胞扁平呈棱形,胞浆中含有角化颗粒。

(3)棘细胞层。棘细胞层是舌黏膜最主要的一层,由多角形细胞构成,并具有细胞间桥。越靠近表面的棘细胞体积越大、胞浆越多,有时可见到少量空泡,深层的棘细胞体积较小,细胞间桥也较清楚。

(4)基底层。基底层又叫发生层,细胞呈单层排列,整齐致密,使黏膜上皮与固有层之间形成一条明显的分界线。

2.固有层。固有层位于黏膜层下,是一层结缔组织,质地致密,其间有神经、血管、淋巴管、舌腺管等穿行。固有层毛细血管的数目、血管壁的结构、功能,以及舌部的微循环等决定着舌质的颜色。正常人的舌质呈现淡红色,说明黏膜下固有层毛细血管的数目、形态、血管壁结构,以及舌部微循环处于正常状态,在黏膜层正常的情况下就会显现出淡红的舌色。反之,就会出现病理舌象,如淡白舌。其形成机制主要是由于固有层毛细血管数目减少,血管收缩管径变细,从而导致舌微循环充盈不足、舌表面血流量减少。

3.肌层。肌层由纵横交错的横纹肌束组成,除血管、淋巴管外,舌腺也位于此。肌层的异常,在舌诊时多见舌形、舌态的改变,如舌体胖大、瘦薄舌等。如支配舌肌的神经系统受损,则可见舌体的运动异常,如舌强硬、舌痿软、舌歪斜、舌颤动、舌短缩等。

(三)舌乳头

舌面上覆盖着一层半透明的黏膜。黏膜粗糙,形成许多突起,构成舌乳头。根据形状不同,舌乳头分为丝状乳头、蕈状乳头、轮廓乳头和叶状乳头4种,前人将其统称为红粒和软刺。《形色外诊简摩》云:"其尖上红粒细于粟者,心气挟命门真火而鼓起者也。其正面白色软刺如毫毛者,肺气挟命门真火而生出者也。"其中,丝状乳头与蕈状乳头与舌象的形成有着密切的联系,轮廓乳头、叶状乳头与味觉有关。

(1)丝状乳头。丝状乳头是舌面最多、最小的乳头,细而长,高0.5~2.5mm,形如圆锥状的软刺,上为复层鳞状上皮,下为固有层。其顶端多角化,呈微白色,再混以食物残渣、唾液、代谢产物、细菌等,使舌黏膜表面覆以一层白色薄苔,称舌苔。此处上皮的形状和颜色,常随人的健康状况而发生改变。丝状乳头的生理特点之一是具有缓慢、持续不断的生长能力,而且其角化物质能相应地持续不断地脱落、净化。当机体发生病变时,可见到丝状乳头的生长与其角化物质的脱落、净化异常,而出现各种病理舌象。例如,厚苔,当丝状乳头角化上皮脱落净化速度减慢时,丝状乳头就会变得很长,如毛发状,食物残渣等物质嵌塞其间,就呈现出"厚苔"。再如剥苔,可见丝状乳头萎缩、角化物质减少,甚至全无。

(2)蕈状乳头。蕈状乳头数目较少,多见于舌尖,不规则地散在于丝状乳头之间,但它们体积较大,高0.5~1.5mm,乳头上部钝圆,肥大如球,根部则较细,形状如蕈,故名蕈状乳头。其主要分布于舌尖和舌边部,其余处较少。蕈状乳头的上皮角化物质较少,所以比较透明,透过上皮隐约可见乳头内的毛细血管,故正常时颜色偏红,在微白色的丝状乳头之间如一个个小红点。蕈状乳头内的微血管丛构成情况,以及微循环状态的改变,是舌质变化的主要因素,如淡白舌的形成原因之一是蕈状乳头内的微血管循环充盈不足、舌表面血流量减少。

（3）轮廓乳头。轮廓乳头形状较大，直径为 1~3mm，高 1~1.5mm，数目较少，一般有 7~9 个，呈人字形排列在舌体后缘，用力向外伸舌时可以看到。其形状与丝状乳头相似，但表面稍扁平，周围有一条狭窄的深沟环绕，沟底有浆液腺的导管开口。这种腺名曰"味腺"，其分泌物可溶解食物，而后刺激味蕾，使人产生味觉。

（4）叶状乳头。叶状乳头的数量更少，一般只有 3~6 个，呈叶片状皱褶分布于舌体后部两侧的边缘。因人类的叶状乳头已逐渐退化，故其形态特征不明显。

一般认为，轮廓乳头和叶状乳头在中医舌诊中的意义不大，它们很少发生像丝状乳头和蕈状乳头那样的病理变化。在蕈状乳头、轮廓乳头和叶状乳头的上皮中含有味蕾，所以舌有味觉功能，如机体发生病变而影响舌，可发生舌的味觉异常，如味觉迟钝、口淡无味等。

二、舌的主要功能

舌具有搅拌食物、感受味觉和调节语音的功能。

舌作为一个肌性器官，能自主灵活地伸缩卷转，使食物在口腔内得到充分的搅拌。舌的轮廓乳头和叶状乳头内含味觉神经末梢，能充分感受味觉。《灵枢·脉度》曰："心气通于舌，心和则舌能知五味矣。"《中藏经·论小肠虚实寒热生死逆顺脉证之法》云："舌之官也，和则能言而机关利健，善别其味也。"《彩图辨舌指南·舌之乳头》曰："在舌根近旁，排列如人字形，较前数种为大，内藏味觉神经之末梢，曰味蕾。"舌又是脾之外候，《灵枢·脉度》认为，脾气通于口，脾和则能知五谷，间接地说明了舌在口中还具有拌食物、助消化的功能。《灵枢·忧恚无言》曰："舌者，声音之机也。……横骨者，神气所使，主发舌（音）者也。"舌的灵活自主运动，能配合胸腔、声带的发音，使语音清晰流畅。

第四节 舌诊的原理

舌虽然是口腔内的一个局部器官,却与脏腑经络、气血津液有着密切的联系。当内脏、气血发生病变时,各种病理信息会通过经络反映到舌和其他体表组织上来。内脏功能和病变反映在舌面上是有一定分布规律的,舌尖相应于心、肺;舌中相应于脾、胃;舌边相应于肝、胆;舌下络脉在循环功能障碍时变化明显。

一、舌与脏腑、经络的关系

舌和内脏主要是通过经络、经筋的循行联系起来的。心、肝、肾、脾、肺的经脉和经别、经筋与舌直接联系。《灵枢·经脉》曰:"手少阴之别……循经入于心中,系舌本。"又云:"肝者,筋之合也,筋者,聚于阴器(气),而脉络于舌本也。""脾足太阴之脉……连舌本,散舌下。""肾足少阴之脉……其直者,从肾上贯肝膈,入肺中,循喉咙,挟舌本。"膀胱、三焦、胃等六腑的经筋、经脉也与舌有直接联系。《灵枢·经筋》曰:"足太阳之筋……其支者,别入结于舌本。"又曰:"手少阳之筋……其支者,当曲颊入系舌本。"《灵枢·营卫生会》曰:"上焦出于胃上口……上至舌,下足阳明。"小肠、大肠、胆等,与舌虽无直接联系,但手足太阴相配、手足太阳相配、手足少阳相配、手足阳明相配,故小肠、胆、大肠之经气,亦可间接通于舌。所以舌不仅是心之苗窍、脾之外候,而且是五脏六腑之外候。

舌为心之苗。《灵枢·脉度》曰:"心气通于舌,心和则舌能知五味矣。"因心主血脉,而舌的脉络丰富,心血上荣于舌,故人体的气血运行情况可反映在舌质的颜色上;心主神明,舌体的运动又受心神的支配,因而舌体运动是否灵活自如、语言是否清晰,与神志密切相关。故舌与心、神的关系极为密切,可以反映心、神的病变。

舌为脾之外候。足太阴脾经连舌本、散舌下,舌居口中司味觉。《灵枢·脉度》言:"脾气通于口,脾和则口能知五谷矣。"故曰脾开窍于口。《灵枢·经脉》曰:"脾足太阴之脉……连舌本,散舌下。"中医学认为,脾主运化、化生气血,舌体赖气血充养,舌象能反映气血的盛衰,而与脾主运化、化生气血的功能直接相关。

肝藏血,肾藏精。足太阳膀胱经经筋结于舌本,肺系上达咽喉,与舌根相连。肺、肠、胆虽无本经,经脉直接通于舌,但通过经脉手足同经的影响,也与舌有间接联系。另外,舌居于口腔之中,与食管相连,故与胃也有着直接连属关系。因而脏腑一旦发生病变,舌象也会出现相应的变化。所以观察舌象的变化,可以测知内在脏腑的病变。

就舌的结构与功能而言,《形色外诊简摩·舌质舌苔辨》认为,舌之灵动、伸缩展转,是筋之所为,与心、肝有关,其尖上红粒与心肾有关,白色软刺与肺肾有关,舌苔乃胃气熏蒸所生。舌之辨味与心脾有关,舌之能言与心肝有关。其中,心、脾、胃、肾与舌的关系更为密切。

五脏六腑除通过经络、经筋与舌联系之外,也通过气化功能与舌联系。《灵枢·营卫生会》曰:"人受气平谷,谷入于胃,以传于肺,五脏六腑皆以受气。"《素问·上古天真论》又曰:"肾者主水,受五脏六腑之精而藏之。"脾胃与肾的经脉上系于舌,所以五脏六腑之精气,通过先天之本的肾脏和后天之本的脾胃而上荣于舌,脏腑的病变也必然影响精气的变化而反映于舌。

二、舌与气血津液的关系

心主血,为五脏六腑之大主,脾藏营,而为诸脏后天之本。舌为心之苗窍、脾之外候,故诸脏营血之盈亏必显于舌。舌上之苔为胃气熏蒸水谷浊气上潮所生,诸腑气化之动静亦易显于苔。另外,舌下有金津、玉液,为胃津肾液上潮之孔道,如《灵枢·胀论》曰:"廉泉玉英者,津液之道也。"故津液之多少,亦显现于舌。

舌为血脉丰富的肌性组织,有赖于气血的濡养和津液的滋润。舌体的形质和舌色与气血的盛衰和运行状态有关,舌苔和舌体的润燥与津液的盈亏有关。舌下肉阜部有唾液腺体的开口,中医认为,唾为肾液、涎为脾液,皆为津液的一部分,其生成、输布离不开脏腑功能,尤其与肾、脾胃等脏腑密切相关,所以通过观察舌体的润燥可判断体内津液的盈亏及病邪性质的寒热。

　　总之,由于舌与脏腑经络气血津液的紧密联系,故能客观、灵敏地反映它们的生理功能和病理变化。《伤寒指掌·察舌辨症法》曰:"病之经络、脏腑、营卫、气血、表里、阴阳、寒热、虚实,毕形于舌。"《临症验舌法》曰:"舌者心之苗也,五脏六腑之大主,其气通于此,其窍开于此也,查诸脏腑图,脾、肺、肝、肾无不系根于心,核诸经络,考手足阳明,无脉不通于舌。则知经络脏腑之病,不独伤寒发热有苔可验,即凡内伤杂证,也无一不呈其形、着其色于舌。"

三、舌面脏腑的分布规律

　　脏腑的病变反映于舌面,具有一定的分布规律。对此,古医籍有不同的划分记载,其中比较一致的说法是:舌质候五脏病变为主,侧重血分;舌苔候六腑病变为主,侧重气分。舌尖多反映上焦心肺的病变;舌中多反映中焦脾胃的病变;古根多反映卜焦肾脏的病变;古内侧多反映肝胆的病变。

　　《笔花医镜》云:"凡病俱鉴于舌……舌尖主心,舌中主脾胃,舌边主肝胆,舌根主肾。"再细分之,《舌鉴辨正》则谓:"舌根主肾、命、大肠(应为小肠、膀胱),舌中左主胃、右主脾,舌前面中间属肺,舌尖主心、心包络,舌边左主肝、右主胆。"另外,《伤寒指掌·察舌辨症法》还有"舌尖属上脘,舌中属中脘,舌根属下脘"的说法。这和寸口切脉"上以候上,中以候中,下以候下"的脏腑分布是一样的。根据临床观察,如舌尖红赤或破溃,多为心火上炎;舌体两侧出现青紫色斑点,多为肝经气滞血瘀;若舌见厚腻苔,多见于脾失健运所致的湿浊、痰饮、食积;若舌苔出现剥脱,在舌中多为胃阴不足,在舌根多为肾阴虚,等等。其说明某些内脏病变在舌象变化方面有一定的规律,但并非绝对,因为疾病的表现是错综复杂的,故还需要结合其他症状进行综合分析。详见第23页附图1和附图2。

第五节　舌诊的方法与注意事项

一、体位和伸舌姿势

望舌时,患者可取坐位或仰卧位,面向自然光线,头略扬起,自然地将舌伸出口,舌体放松,舌面平展,舌尖略向下,尽量张口,使舌体充分暴露。注意伸舌不要过分用力,蜷曲或伸舌时间不要过长,以免影响舌的气血流行,而引起舌色改变或干湿度变化。医者望舌时的姿势可略高于患者。

二、舌诊的方法

望舌的顺序可以是先看舌尖,再观察舌中、舌边,最后看舌根部。先看舌体的色质,再看舌苔。因为舌质的颜色易变,若伸舌时间过久,舌体易随血管变形而致色泽变化,导致舌质色泽失真,而舌苔覆盖于舌体上,一般不会随观察的久暂而变化,所以望舌应该先看舌质,再看舌苔。在望舌过程中,既要迅速敏捷,又要全面准确,尽量缩短患者的伸舌时间。如果一次望舌判断不清,可令患者休息3~5分钟,再望舌一次。根据临床需要,还可察看舌下静脉。

除了通过望诊了解舌象的特征,必要时还应配合其他诊察方法,如扪、摸、揩、刮,问诊、闻诊等。清代梁玉瑜在《舌鉴辨正》里提出用刮舌验苔的方法进行舌诊,认为刮去浮苔、观察苔底是辨舌的一个重要方面。若刮之不脱,或刮而留污质,多为里有实邪;刮之易去,舌体明净光滑,则多属虚证。刮舌可用消毒压舌板的边缘,以适中的力量,在舌面上由后向前刮三五次;如需揩舌,则用消毒纱布裹于手指上,蘸少许生理盐水在舌面上揩抹数次。这两种方法可用于鉴别舌苔有根、无根,以及是否有染苔情况。

此外,还要询问舌上味觉的情况,以及舌体有无麻木、疼痛、灼辣等异样感觉。

三、舌诊的注意事项

舌诊是临床诊断疾病的一项重要依据,为了使舌诊所获得的信息准确可靠,就必须注意排除由于各种操作因素影响所造成的虚假舌象。

(一)光线的影响

光线的强弱与色调的变化对舌色影响极大,稍有疏忽易产生错觉。望舌以白天充足柔和的自然光线为佳,光线要直接照射到舌面。应避免面对有色的光线。光照的强弱与色调的变化常常会影响判断。如光线过暗,可使舌色暗滞;用普通的灯泡或手电筒照明,舌苔的黄白两色难以分辨;日光灯下舌色多偏紫;白炽灯下舌苔偏黄色。周围有色物体的反射光也会使舌色发生相应的改变。

(二)饮食和药物的影响

饮食和某些药物可以使舌象发生变化。如进食后,由于口腔咀嚼的摩擦、自洁作用而使舌苔由厚变薄;喝水可使舌苔由燥变润;过冷、过热或刺激性的食物可使舌色发生变化。刚进辛热食物时舌色偏红;吃糖果、甜腻食品,服用大量镇静剂,可使舌苔厚腻;长期服用某些抗生素可产生黑腻苔或霉腐苔。某些食物或药物可使舌苔着色,称为染苔,例如,饮用牛乳、豆浆等可使舌苔变白、变厚;进食蛋黄、橘子、核黄素等,可将舌苔染成黄色;吃各种黑褐色食品、药物,或吃橄榄、酸梅,长期吸烟等,可使舌苔被染成灰色、黑色。染苔可在短时间内自然褪去或经揩舌除去,一般多不均匀地附着于舌面,与病情亦不相符,如发现疑问,可询问患者的饮食、服药情况,或用揩舌的方法予以鉴别。

(三)口腔环境对舌象的影响

牙齿残缺可造成同侧舌苔偏厚,镶牙可以使舌边留下齿印,张口呼吸可以使舌苔变干……这些因素引起的舌象异常都不能作为机体的病理征象。应予以仔细鉴别,避免误诊。

第六节　舌诊的内容和正常、变异舌象

一、舌诊的内容

舌诊主要观察舌质和舌苔两个方面的变化。舌质是指舌的肌肉脉络组织，为脏腑气血之所荣。望舌包括望舌质、望舌色、望舌苔，以及望舌下络脉，以候脏腑虚实、气血盛衰及其运行情况。舌苔是指舌面上附着的一层苔状物，是胃气上蒸所生。望舌苔包括诊察苔质和苔色的情况，以分析病邪的深浅、邪正的消长。望舌时，必须综合分析舌质和舌苔，才能对病情有较全面的了解。

二、正常舌象

（1）正常舌象的主要特征：舌色淡红鲜明，舌质滋润，舌体柔软灵活；舌苔均匀薄白而润。简称"淡红舌，薄白苔"。

（2）正常舌象的临床意义：中医文献中有关正常舌象形成的论述颇多，如《舌鉴总论》云："舌乃心苗，心属火，其色赤，心居肺内，肺属金，其色白，故当舌地淡红，舌苔微白。"《伤寒论本旨·辨舌苔》言："舌苔由胃中生气所现，而胃气由心脾发生。故无病之人常有薄苔，是胃中之生气，如地上之微草也。"《辨舌指南·辨舌质生苔之原理》曰："舌之苔，胃蒸脾湿上潮而生。"言明舌象的形成与心、肺、脾、胃等脏腑有关。正常舌象表明脏腑功能正常、气血津液充盈、胃气旺盛。

三、变异舌象

正常舌象受内外环境影响，可以产生生理性变异。因此，在掌握正常舌象基本特征的前提下,了解舌象生理性变异的特征和原因,及其在健康人群中的分布情况,就可以知常识变,有助于准确地判断舌象。

(1)年龄因素:年龄是舌象生理性变异的重要因素之一。儿童阴阳稚弱,脾胃功能尚薄,生长发育很快,往往处于代谢旺盛而营养相对不足的状态,所以舌质多淡嫩,舌苔偏少易剥。老年人精气渐衰,脏腑功能减退,气血运行迟缓,舌色较暗红或带紫暗色,如无明显的病变,则属生理性变异。

(2)性别因素。临床调查资料表明,舌象一般与男女性别无明显关系。但是女性因生理特点,在月经期可以出现蕈状乳头充血而舌质偏红,或舌尖、舌边点刺增大,月经过后可以恢复正常。

(3)体质禀赋因素。由于先天禀赋的不同,每个人的体质也不尽相同,舌象可以因此而有差异。《辨舌指南》说:"无病之舌,形色各有不同,有常清洁者,有稍生苔者,有鲜红者,有淡白色者,或为紧而尖,或为松而软,并有牙印者……此因无病时各有禀体不同,故舌质亦异也。"提示因禀赋体质不同,可以出现一些异常舌象。临床常见肥胖之人,舌多胖大而质淡,消瘦之人舌体偏瘦而舌色偏红。除上述外,尚有先天性裂纹舌、齿痕舌、地图舌等,多见于禀赋不足、体质较弱者,虽长期无明显临床症状,但可以表现出对某些病邪的易感性,或某些疾病的好发性。

(4)气候环境因素。由于季节与地域的不同,气候随之变化,舌象也会发生相应的改变,反映了人的生理活动与自然界息息相关的天人相应的思想。季节方面,夏季暑湿盛行,舌苔多厚,色偏黄;秋季燥气当令,舌多偏干;冬季严寒,舌多湿润。地域方面,我国东南地区偏热偏湿,西北及东北地区偏寒偏燥,舌象会相应发生一定的变异。此外,因为舌象能灵敏地反映机体内部的病变,舌象变化可早于自觉症状出现,因此,若正常人出现变异舌象,除了上述生理因素外,有一部分可能是疾病前期的征象。因此,还需要把真正的生理变异与病变前期的病态舌象区分开来。一般来说,变异舌象长期不变,无任何不适症状出现,是由生理性变异所致。否则应考虑是疾病的前期征象,可以通过问诊加以区别。必要时,应进行随访,再做出判断。

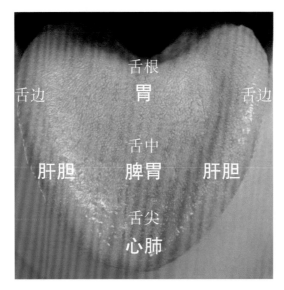

附图1 舌面脏腑分布规律图

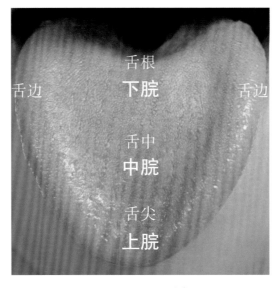

附图2 舌面胃经划分部位图

第二章　望舌质

舌质即舌体,是舌的肌肉、脉络组织。望舌质主要包括观察舌神、舌色、舌形、舌态4个部分。

第一节　望舌神

舌神即舌的神气,是生命活动在舌上的集中反映,是全身神气表现的一部分。舌神的基本特征主要表现在舌质的荣枯(色泽、润燥)与运动两个方面。舌质的荣枯是衡量机体正气盛衰的标志之一。

无论舌象如何变化,通过观察舌神的有无,能从总体上把握脏腑精气、气血津液的盈亏,机体生机的旺衰,疾病的轻重、转归和预后吉凶等基本情况。

一、荣舌

【舌象特征】

舌质滋润,舌色红活鲜明,舌体运动灵活自如,有生气,有光彩(图2.1)。故亦称之为"有神舌"。

【临床意义】

荣舌是正气充足、气血津液充盈、生机旺盛、身体健康的表现。虽病也是善候,预后较好。《辨舌指南·辨舌之神气》说:"荣者,有光彩也,凡病皆吉……荣润则津足……荣者谓有神……明润而有血色者生……凡舌质有光有体,不论黄白灰黑,刮之而里面红润,神气荣华者,诸病皆吉。"《望诊遵经·望舌诊法提纲》亦指出:"神也者……得之则生,失之则死,变化不可离,斯须不可去者也。"

【治疗原则】

据证而论治。

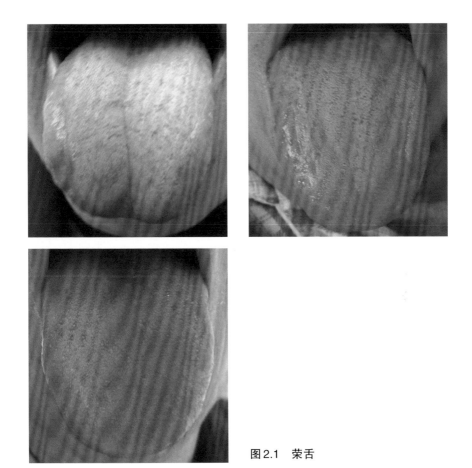

图2.1　荣舌

二、枯舌

【舌象特征】

舌质干枯、死板、僵滞，色泽晦暗枯涩，缺少血色，舌体活动不灵活。因已失去光泽、毫无生气，故亦称之为"无神舌"（图2.2）。

【临床意义】

枯舌是脏腑精气、气血、津液枯竭的危重证候，指机体缺乏生机，病症预后极差。《辨舌指南·辨舌之神气》说："……枯者，无精神也，凡病皆凶……干枯则津乏……枯暗而无血色者死……若舌质无光无体，不拘有苔无苔，视之里面枯晦，神气全无者，诸病皆凶。"

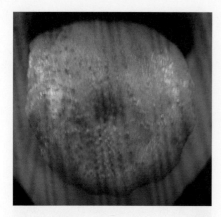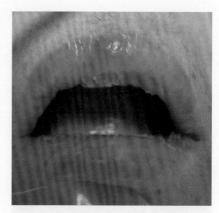

图2.2　枯舌

舌之颜色可反映气血的盛衰,舌体的润泽可反映津液的盈亏,舌体的运动可反映脏腑的虚实,临床应综合观察。其中尤以舌色是否"红活润泽"作为辨证要点。

【治疗原则】

明辨疾病的症结所在,据证而论治。

第二节　望舌色

舌色即舌体的颜色。舌色的变化是气血盛衰在舌上的一种表现。一般分为淡红、淡白、红、绛、青紫5种。

一、淡红舌

【舌象特征】

舌色淡红润泽,白中透红,不深不浅,淡红适中(图2.3)。

【临床意义】

淡红舌为正常舌色,见于健康人,是气血充盈调和的征象。主要反映心之气血充足,阳气布化正常,脾胃生发之气旺盛。红为血之色,明润光泽为胃气之华。《舌胎统志》指出:"舌色淡红,平人之候……红者心之气,淡者胃之气。"《舌鉴辨正》曰:"全舌淡红,不浅不深者,平人也。"

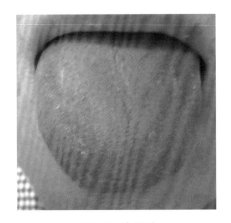

图2.3　淡红舌

疾病情况下,见于外感病初起,病情轻浅阶段,表证、热证尚未伤及气血及脏腑;在内伤杂病中,见淡红明润之舌,是阴阳平和、气血充盈、病轻或疾病转愈的吉象。

【治疗原则】

据证而论治。

【按语】

淡红舌多为正常舌象,但是在临床中却不应轻视。

1.应当结合病情与淡白舌做鉴别。有的舌象可以看作淡红舌,但是颜色偏浅,辨证需作气血不足看待。《舌鉴辨正》指出:"全舌淡红,不浅不深,平人也……如全舌无苔,色浅红者,气血虚也。"

2.《景岳全书·伤寒典·舌色辨》中指出:"舌为心之官,本红而泽。但若红光外露,即使淡红也主病。"《舌鉴辨证·红舌总论》中指出:"如全舌无苔,舌淡红者,气血虚也。"《辨舌指南·红舌类诊断鉴别法》中也认为:"红光外露,不能内藏,则为有病之舌。"《舌胎统志》指出:"必得淡红上有薄白之胎气,方是无邪之苔。"临证时当予辨识。

3.还应该结合舌的荣枯进行辨证。如果舌色淡红而色泽晦暗、舌质死板僵硬,则不能只依据舌色认为是正常舌象。《温热论》指出:"舌淡红无色者,或干而色不荣者,当是胃津伤而气无化液也,当用炙甘草汤,不可用凉药。"《医门棒喝》也指出:"淡红无色、心脾气血素虚也,更加干而色不荣,胃中津气亦亡也,故不可用苦寒药,炙甘草汤养气血以通经脉,其邪自可渐却矣。"

二、淡白舌

【舌象特征】

舌色较淡红舌浅淡，白色偏多而红色偏少，称为淡白舌（图2.4）。甚至全无血色者，称为枯白舌（图2.5）。

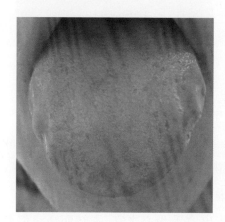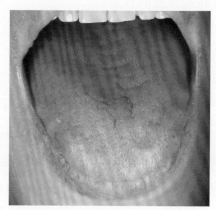

图2.4　淡白舌

【临床意义】

淡白舌主阳虚或气血两虚，是虚证和寒证的重要标志。因气血亏虚，血不荣舌，或阳气虚衰，不能温运血脉、上荣于舌，故舌色淡白。清代梁玉瑜的《舌鉴辨正》指出，淡白舌是"虚寒舌之本色"。

【相类舌象】

1. 若舌色淡白而舌体瘦小（图2.6），多为气血两虚，血不上荣于舌。

2. 若舌色淡白，舌体胖嫩，舌边齿痕，舌面湿润多津者（图2.7），多为阳虚，津液输布失常，水湿内停。

3. 舌色淡白，舌面光滑无苔，称作淡白光莹舌（图2.8），为脾胃之气

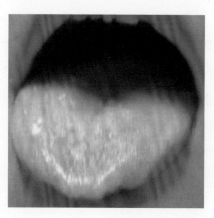

图2.5　枯白舌

虚极、气血衰败之候。

4.舌色淡白,几无血色,干枯少津者为枯白舌(图2.5),属无神舌。多为阳气虚极,不能运血或脱血夺气,气血失充,病情危重。《舌胎统志》指出:"枯白舌即熟白舌也。白舌无气者为枯,乃其脏腑之气血,不荣舌上也……枯白之舌,半死半生……白者,脏腑之极寒;枯者,阳气之败也;透明熟色,阴精已竭,故主死而不治。"

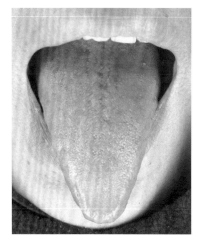

图2.6 淡白瘦小舌

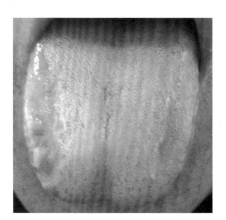

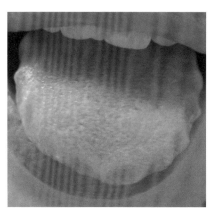

图2.7 淡白胖大齿痕舌

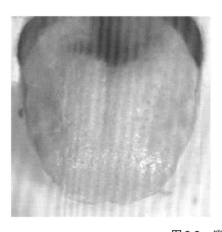

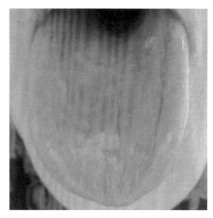

图2.8 淡白光莹舌

【治疗原则】

补气养血,温补阳气。

【按语】

淡白舌的颜色从稍浅于淡红舌到全无血色的枯白舌跨度较大,需要仔细分辨。随着白色程度的增加,气虚、血虚、阳虚的程度也随之增加。《舌胎统志》指出:"淡白者,病后之常舌也,较平人舌色略淡,比枯白之舌色略红润也。须分其舌本之厚薄大小。其舌色之淡者,中脏虚也,故淡白色为脏气虚寒,治宜温补。"

在临床实践中,要结合舌苔进行辨证。淡白舌常有以下舌苔①。

1.淡白舌透明苔。舌质浅红而呈淡白色,上面被覆着极薄的一层透明苔,称作淡白舌透明苔。《舌鉴辨正》说:"淡白透明舌……全舌明净无苔,而淡白湿亮,间或稍有白浮涨,似苔却非苔也。"主脾胃虚寒。治宜温补脾胃。

2.淡白舌熟白苔。舌色淡白,苔色白而却厚积,满布舌上,好像煮熟似的,明而不透,白而无光,即《伤寒舌鉴》所谓"白胎老极,如煮熟相似者"。主气血双亏、阳气虚极。治宜温经扶阳。

3.淡白舌白干苔。舌色淡白,舌上苔干而无津,颗粒细密,则苔干而板硬,旧称"十厚白苔"。《舌鉴辨正》说:"干厚白苔舌,中干厚白,尖边无异色,脾胃热滞也。"主脾胃热滞、热结津伤。治宜泄热生津、急下存阴。

4.淡白舌黄裂苔。舌色淡白,舌上满布浅黄色苔,或厚或薄,津液微干。《舌鉴辨正》说:"血不能上荣于舌,故满舌无津燥裂,胃无实结上熏,故舌不黄黑也。"主气虚津少;气虚津少夹湿。治宜补气生津;两益津气,兼化湿浊。

5.淡白舌黄滑苔。舌色淡白,上布浅黄色水滑苔(很少见深黄色),色泽光亮,多见于中焦阳气不振、内有停饮的患者。《伤寒绪论》说:"黄滑而湿者,为热未盛,结当未定,不可便攻。"主中虚寒湿。治宜温中燥湿或通阳渗湿。

6.淡白舌黑滑苔。舌色浅淡胖嫩,舌上却有一层灰黑色浮苔,滑润光泽,常为久病阳衰、虚寒极重的表现。《伤寒绪论》说:"黑而滑润,或边白者,必夹寒食。"主阳衰寒盛。治宜扶阳逐寒。

---

① 此分类化裁于《中医舌诊》。

7.淡白舌边白中黑苔。舌色淡白,边尖部有白苔,中部及根部却为灰黑色浮苔,苔不甚厚而色润泽,常为脾胃虚弱、寒湿滞于中焦的证候。《伤寒舌鉴》说:"舌见中黑边白而滑,表里俱虚寒也,脉必微弱,证必畏寒,附子理中汤温之。"主虚寒。治宜温中扶阳。

8.淡白舌黑燥苔。舌色淡白,苔色灰黑,望之干燥,或颗粒增大,如生芒刺,但刮之即净,淡白舌底,清晰可见。《舌鉴辨正》说:"虚寒而色黑者,刮之明净,如水浸猪腰,有淡淡濉濉之形。"主阳虚寒极。治宜温经通阳。

三、红舌

【舌象特征】
舌色较正常舌(淡红舌)色深,呈红赤或鲜红色(图2.9)。

【临床意义】
红舌主热(实热、虚热)证。多因热盛,气血沸涌,舌络充盈;或因阴虚,虚火上炎,故舌色红赤或鲜红。舌主实热与虚热的鉴别关键在于苔之有无:红舌而有苔者,多为实热证;舌红少苔、无苔者,多属虚热证。舌色越红,提示热邪越重。

【相类舌象】
1.舌色稍红或仅见舌边尖红(图2.10),多见于外感风热表证初起。

2.舌尖红赤,或生芒刺(图2.11),多为心火上炎。

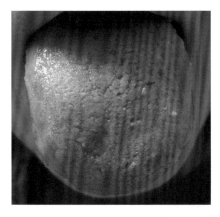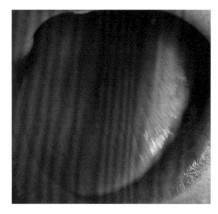

图2.9　红舌(待续)

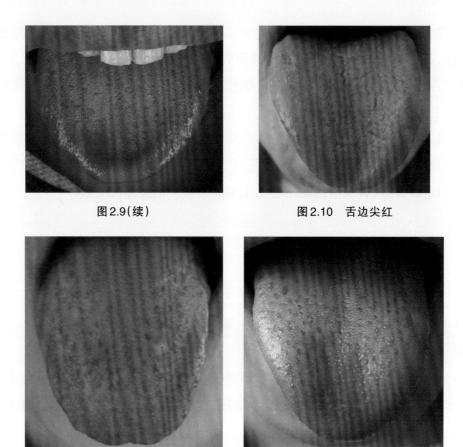

图2.9(续)　　　　　　　　　　图2.10　舌边尖红

图2.11　舌尖红赤生芒刺

3.舌两边红赤(图2.12),多为肝胆火盛。

4.舌红、质干而有较厚苔(图2.13)者,多为实热证。在外感热病中出现,多为邪热炽盛(邪在气分)的里热证;在内伤杂病见之,多为脏腑阳热亢盛。

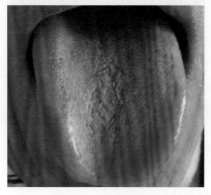

图2.12　舌两边红赤

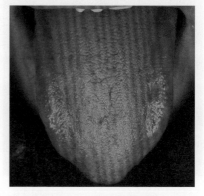

图2.13　舌红苔黄而干

5.舌红苔黄腻(图2.14)者,为里有湿热。

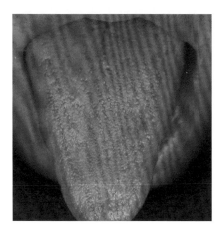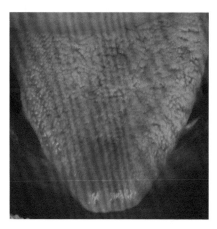

图2.14 舌红苔黄腻

6.舌色鲜红而少苔或无苔,少津或有裂纹者,多为阴虚内热(图2.15)。

《舌鉴辨正·红舌总论》指出:"色赤红者,脏腑俱热也,色紫红瘀红者,脏腑热极也,多见于时疫或误服温补,鲜红无苔无津为阴虚火炎,色灼红无苔而燥干者为阴虚水涸。"《中医舌诊》指出:"红绛光莹舌,无论外感内伤见之,都是阴液消亡的证候……若只舌心较干,是胃液之涸,若并见舌底和咽喉干燥,则是肾液枯竭。"

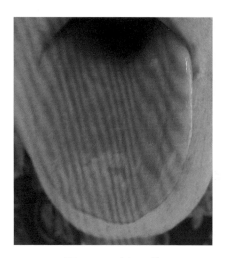

图2.15 舌红无苔

【治疗原则】

据证而采用清表热或清里热、清脏腑热的方法;阴虚者宜滋阴降火。

【按语】

1.红舌的颜色随热邪加重而加深,临床中应根据脏腑在舌上的分布确定热邪偏盛的部位。《彩图辨舌指南》指出:"舌尖赤者,心热也。尖赤而起芒刺者,心热甚也。"

2.实热者多为黄苔,以薄黄苔或黄腻苔为多见。虚者少苔、无苔,乃至成镜面样。《彩图辨舌指南》指出:"红嫩无津舌,全舌鲜红柔嫩,而无津液,望之似润而舌燥涸者,乃阴虚火旺也,宜十全甘寒救补汤常服之。"

3.实践中应结合感邪时间、临床症状综合确定治则、治法与用药。《温病条辨》指出:"脉虚夜寐不安,烦渴舌赤,时有谵语、目常开不闭,或喜闭不开,暑入手厥阴也。手厥阴暑温,清营汤主之。舌白滑者,不可与也。"《温病条辨》还指出:"太阴伏暑,舌赤口渴,无汗者,银翘散加生地、丹皮、赤芍、麦冬主之。"

四、绛舌

【舌象特征】

绛为深红色,是较红舌更深的舌色,且红中透紫,红多紫少,或略带暗红色(图2.16)。

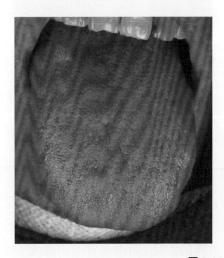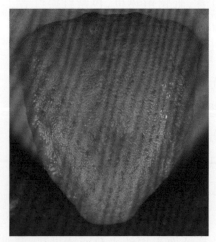

图2.16　绛舌

【临床意义】

绛舌主里热亢盛或阴虚火旺。

绛舌多由红舌发展而来,两者的主病意义基本一致。但舌色愈红,热势愈盛,故绛舌比红舌的病情更为深重。在外感热病中主营血热炽,为邪热羁留、由气而入营血的特征性舌质。舌色深绛说明邪热更盛,是邪热深入血分的标志。是因邪热灼伤营阴,血液浓缩,故而舌色深绛;在内伤杂病多为阴液亏虚,虚火上炎,或胃、肾液竭所致。

【相类舌象】

1.舌绛而有苔(图2.17)者,在外感热病中,标示气分之邪未净,而邪热已入营血,为气营同病或气血两燔;在内伤杂病为脏腑内热炽盛。

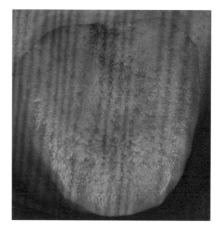

图2.17　绛舌而有苔

2.舌绛而无苔或少苔(图2.18)或有裂纹(图2.19),多属久病阴虚火旺;或见于热病后期,热邪耗伤营血,营阴受损。若舌绛而干燥,示血热炽盛、营阴耗伤。

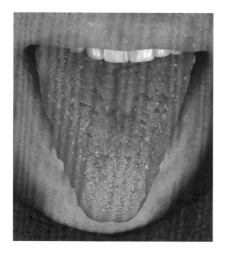

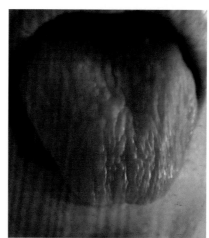

图2.18　舌绛苔少

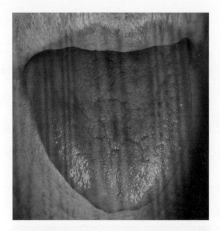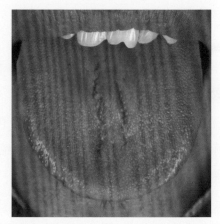

图2.19　舌绛苔少并有裂纹

3.若舌绛而光洁如镜(图2.20),见于外感病,是心营被灼、阴液消亡的证候;在内伤病为胃肾阴伤。《辨舌指南》说:"绛而光亮者,胃阴亡也。""舌虽绛而不鲜,干枯而痿者,肾阴涸也。"

4.红绛湿润舌(图2.21),见于外感病中,为邪热入营,湿热内蕴;在内伤病中,则为阴虚火旺、素有痰湿的病证。

5.绛舌上罩黏腻苔垢(图2.22),为热在营血而兼有痰湿或秽浊之气。此时每易发生痰浊蒙蔽心包而出现神志异常的症状。

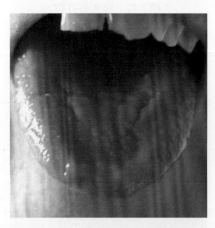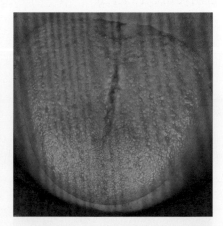

图2.20　舌绛光洁如镜有裂纹　　　　图2.21　红绛湿润舌

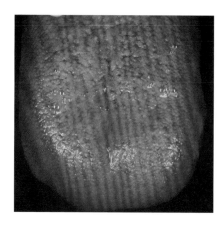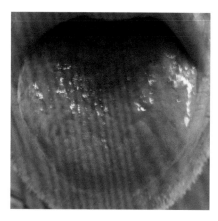

图2.22　绛舌上罩黏腻苔垢

清代著名温病学家叶天士著有《外感温热篇》。他说："再论其热传营,舌色必绛。绛,深红色也。初传,绛色中兼黄白色,此气分之邪未尽也。""再色绛而舌中心干者,乃心胃火燔,劫烁津液。""至舌绛望之若干,手扪之原有津液,此津亏湿热熏蒸,将成浊痰,蒙蔽心胞也。""舌色绛而上有黏腻,似苔非苔者,中夹秽浊之气。""舌绛而光亮,胃阴亡也。""若舌绛而干燥者,火邪劫营。""若舌绛而不鲜,干枯而痿者,为肾阴涸。"由此可见,叶氏临证据舌辨证是极其严密的。

总之,红绛舌的形成原因主要有以下3个方面的因素,亦即红绛舌主要反映以下3种病理意义:

(1)邪热亢盛,气血沸涌,舌部血络充盈而舌红。

(2)热入营血,耗伤营阴,血液浓缩瘀滞,血热充斥于舌而舌红绛。

(3)阴虚,虚火上炎于舌络而舌红绛。

【治疗原则】

邪热偏气营者,宜透热转气,邪热深入营血者,宜清营凉血;阴虚水涸、虚火上炎者,宜滋阴清热。

【按语】

1.舌面无苔而光洁如镜之镜面舌,既可以是红舌,也可能是绛舌,绛舌而无苔、无津液伴咽干等症,皆为肾阴虚竭、水涸火炎于上所致。清代梁玉瑜的《舌鉴辨正》指出:"色绛红,无苔无点,光亮如镜……或无津液,而咽干带涩不等,红光不活,绛色难明,水涸火炎、阴虚已极也。"

2.曹炳章的《辨舌指南》指出:"病后舌绛,如镜光亮,或舌底嗌干而不饮冷者,肾水亏极也,宜急救其津液,否则立涸矣。"也有医家认为,胃阴受伤也可出现此舌象,如叶天士的《外感温热篇》指出:"舌绛而光亮,胃阴亡也,急用甘凉濡润之品。"

3.绛舌可呈现干燥、失润或黏腻的现象,如《外感温热篇》指出:"若舌绛而干燥者,火邪劫营,凉血清火为要。"此时,舌质干燥按照部位可以分为舌心干燥和舌尖干燥,舌尖干燥多由舌心干燥发展而来。

4.《外感温热篇》指出:"其有舌独中心绛干者,此胃热心营受灼也,当于清胃方中,加入清心之品,否则延及于尖,为津干火盛也。舌尖绛独干,此心火上炎,用导赤散泻其腑。"

5.清代王孟英的《温热经纬》也表达了相似的观点:"热已入营,则舌色绛,胃火烁液,则舌心干,加黄连、石膏于犀角、生地等药中,以清营热而救胃津,即白虎加生地之例也。"

6.舌质色绛时,舌面上会罩一层黏腻性似苔非苔样浊物,此为温热之邪入营分与中焦秽浊之气相结合所致,也可因感受暑邪与湿毒秽浊之邪相搏结而致。如《外感温热篇》指出:"舌色绛而上有黏腻似苔非苔者,中挟秽浊之气,急加芳香逐之。"

7.清代吴坤安的《察舌辨证歌》指出:"绛舌上浮黏腻质,暑兼湿秽欲蒸痰,恐防内闭芳香逐,犀珀菖蒲滑郁含。"

五、青紫舌

【舌象特征】

全舌呈均匀的青色或紫色,或舌色中泛现青紫色,均称为青紫舌(图2.23)。若舌淡而泛现青紫色,为淡青紫舌(图2.24);舌红绛而泛现青紫色,为绛紫舌(图2.25)。

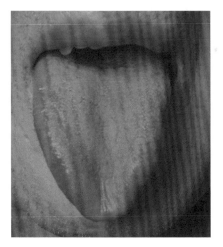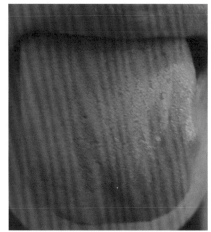

图 2.23 青紫舌

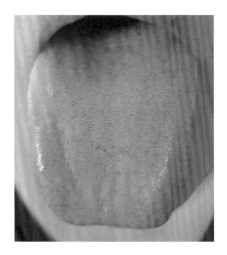

图 2.24 淡青紫舌

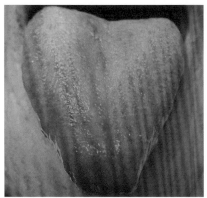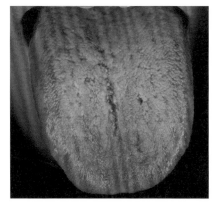

图 2.25 绛紫舌

【临床意义】

主气血运行不畅。《舌胎统志》认为："全舌青者，或口燥而漱水不欲咽，是内有瘀血。其主病有寒热之分：绛紫而干枯少津，多属热盛伤津、气血壅滞；淡紫或青紫湿润者，多为寒凝血瘀。"

青紫舌的形成主要有以下几种情况：①由阴寒内盛、阳气不宣、气血运行不畅、血脉瘀滞所致；②由热毒炽盛，深入营血，营阴受灼，气血壅滞不畅，而现绛紫舌；③肺失宣肃，或肝失疏泄，气机不畅，或气虚推动血行无力，而致血流缓慢，舌色泛现青紫色或现瘀斑；④因于酒毒，致血行不畅，瘀而为紫色。

【相类舌象】

根据舌色青紫颜色程度的不同，其主病意义主要有以下几种：

1.舌色淡紫或紫暗而湿润（图2.26），多由淡白舌发展而来。因阴寒内盛，阳气被遏，血行凝滞，或阳气虚衰，气血运行不畅，血脉瘀滞所致。

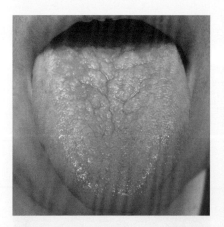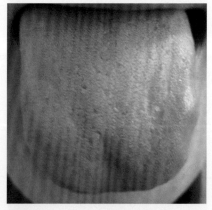

图2.26　舌淡紫而润

2.舌淡红中泛现青紫色（图2.27），多因肺气壅滞，或肝郁血瘀，或气虚无力推动血液运行、血流缓慢所致。舌色青紫亦可见于某些先天性心脏病，或药物、食物中毒等病证。

3.舌色青紫而润（图2.28），为寒凝血瘀之重证，多为全身性血行瘀滞。

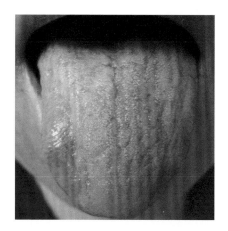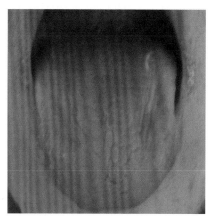

图 2.27　淡红舌泛现青紫色

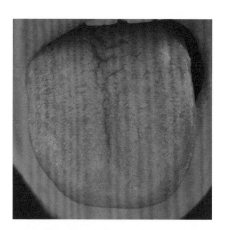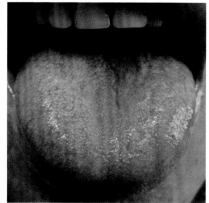

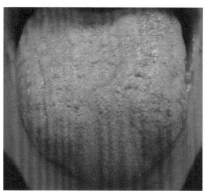

图 2.28　全舌青紫而润

4.舌色紫暗或舌上有瘀斑(图2.29),是瘀血内阻之征象,多是瘀血阻滞于某一局部,或是局部血络损伤所致。

5.舌色紫红或绛紫,苔少而干枯少津(图2.30),多由红绛舌发展而成,见于热证,为营血热盛、营阴受灼、气血壅滞所致,是外感热病发展最严重的阶段。由于气血经脉运行瘀滞,可伴见手、足、唇、甲青紫。

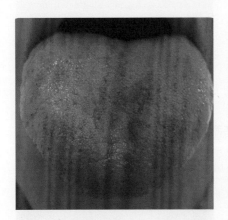
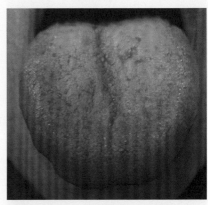

图2.29　舌紫而有瘀斑

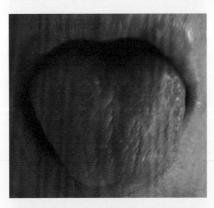
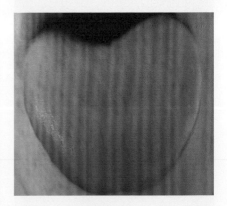

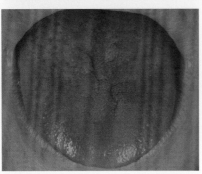

图2.30　绛紫舌而苔少

【治疗原则】

寒凝血瘀者,应采用温经散寒、活血化瘀之法;热盛伤阴者,宜重剂清热养阴化瘀之品,即叶天士在温病热盛伤阴者,宜重剂清热养阴化瘀之品,即叶天士在温病邪热深入血分,舌见深绛时提出的,入血就恐耗血动血,直须凉血散血。即散血是养阴活血化瘀之意。

【按语】

1.青紫舌多属寒。清代傅耐寒的《舌胎统志》指出:"青色舌……乃寒邪直中肝肾之候,竟无一舌属热之因。"清代汪宏的《望诊遵经》在诊舌气色条目中指出:"青为寒,青之浅者,虚寒也。青之深者,实寒也。"清代张登的《伤寒舌鉴》指出:"淡紫青筋舌,此寒邪直中厥阴,真寒证也。外证必身凉,四肢厥冷,脉沉面青。"

2.绛紫舌多属热。《中医舌诊》指出:"暗紫舌,舌色绛紫,晦暗无光,似紫色中略带灰色…… 一、热邪深重,津枯血燥,血行壅滞已甚;二、素有瘀血在胸膈之内,热邪入营,血既热而又不通畅;三、温热挟邪,或素喜饮酒,酒热湿邪,深蕴血中。"

六、舌下络脉

主要观察舌下、舌系带两侧络脉的异常变化,以分析气血运行的情况。

【舌象特征】

正常人舌下位于舌系带两侧各有一条纵行的大络脉,称为舌下络脉(图2.31)。

舌下络脉的管径小于2.7mm,长度不超过舌尖至舌下肉阜的3/5,颜色为淡紫色。脉络无怒张、紧束、弯曲、增生,排列有序。绝大多数为单支,极少有双支出现。

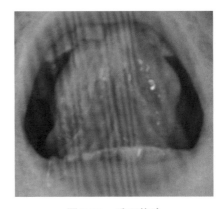

图2.31　舌下络脉

【诊舌下络脉的内容】

主要观察舌下络脉的长度、形态、色泽、粗细及舌下小血络等的变化。

【望舌下络脉的方法】

令患者张口,将舌体向上腭方向翘起,舌尖轻抵上腭,勿用力太过,使舌体保持自然放松,舌下络脉充分显露。首先观察舌系带两侧大络脉的长短、粗细、颜色,有无怒张、弯曲等异常改变。然后查看周围细小络脉的颜色、形态,以及有无紫暗的珠状结节和紫色血络。

【临床意义】

舌下络脉的变化,有时会出现在舌色变化之前。因此,望舌下络脉是分析气血运行情况的重要依据,对血虚、血瘀等的辨证有较大的意义。

【相类舌象】

1.舌下络脉细而短,周围小络脉不明显,舌色和舌下黏膜色偏淡者,多属气血不足、络脉不充(图2.32)。

2.舌下络脉粗胀,色呈青紫、绛、绛紫、紫黑色,或细小络脉呈暗红色、紫色网状,或舌下络脉曲张,如紫色珠子状大小不等的结节等改变。以上都是血瘀的征象(图2.33)。其形成原因有寒凝(色多青紫)、热郁(色绛或绛

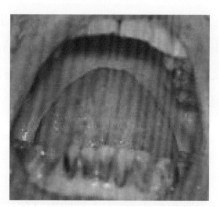

图2.32　络脉不充

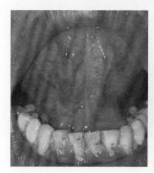
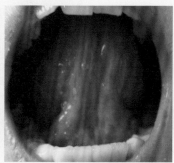
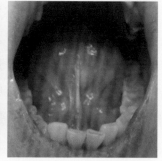

图2.33　络脉粗胀

紫)、气滞、痰湿、阳虚(色多淡紫)等不同。需结合全身症状进行综合分析。

【按语】

1.古人多以观察舌下络脉之法用于产科疾病。宋代陈自明的《妇人大全良方》指出:"身重体热寒又频,舌下之脉黑复青,反舌下冷,子当死腹中,须遣子归冥。"宋代施发在《察病指南》的"产难外候"中指出:"寒热频作,舌下脉青而黑,舌卷上冷,子母俱死。"

2.现代通过观察舌下络脉诊断多种疾病,包括心脑血管疾病、肝脏疾病、糖尿病、恶性肿瘤等,详见本书第四章"舌诊的现代研究进展"。

第三节　望舌形

舌形是指舌的形质。正常的舌体应是不大不小、不胖不瘦、滋润光泽、柔软灵活。这说明脏腑功能正常,气血调和。当出现病理状态时,舌形往往随着病情的不同而发生相应的变化。《辨舌指南》说:"辨舌欲知脏病,当先观其舌形。"舌体的形质包括老、嫩、胖大、瘦薄、点刺、裂纹、齿痕等方面内容。

一、老舌、嫩舌

舌质的老、嫩是舌色和形质的综合表现,是辨别疾病虚实的重要标志之一。

(一)老舌

【舌象特征】

舌体坚敛苍老,纹理粗糙干燥或皱缩,舌色较暗,也称"苍老舌"(图2.34)。

【临床意义】

老舌多见于实证。多因实邪亢盛、壅滞体内所致。《辨舌指南·辨舌之神气》说:"凡舌质坚敛而苍老,不论苔色白黄灰黑,病多属实。"

【治疗原则】

根据"实者泻之"的原则,应采用下法或消法等祛邪之法。

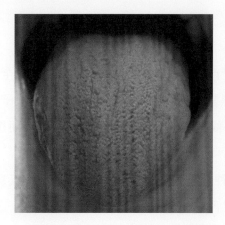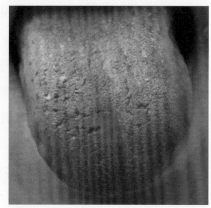

图2.34　老舌

(二)嫩舌

【舌象特征】

舌体浮胖娇嫩,纹理细腻,舌色浅淡或色红娇嫩,也称"娇嫩舌"(图2.35)。

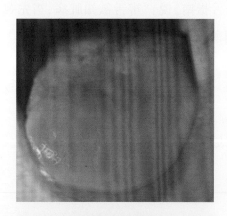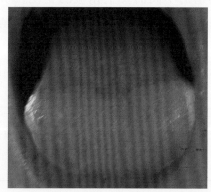

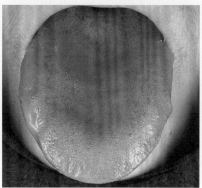

图2.35　嫩舌

【临床意义】

见于虚证。多因气血不足、舌体脉络不充；或阳气亏虚、运血无力、舌体失养或阳虚寒湿内生，以致舌嫩、色淡白。《辨舌指南·辨舌之神气》说："舌质浮胖兼娇嫩，不拘苔色灰黑黄白，病多属虚。"《临症验舌法》说："凡病属实者，其舌必坚敛而兼苍老，病属虚者，其舌必浮胖而娇嫩。"

【治疗原则】

嫩舌主虚，根据"虚者补之"的原则，据证而补益气血阴阳，以扶正为主。若胖大而嫩（图2.36），多为虚中夹实，如因水饮痰湿阻络而致的胖嫩舌。

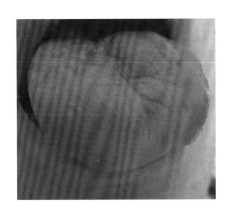

图2.36　舌胖大而嫩

【按语】

《临症验舌法·验舌分虚实法》认为，凡物之理，实则其形坚敛，其色苍老；虚则其体浮胖，其色娇嫩。而且气尚稚，其质尚嫩，其气已盛，其质则坚。故不论舌色苔色如何，舌质苍老者都属实证。且邪热亢盛，气血塞实于上，正邪剧争，致使舌形色坚敛，故多主实热证。

《察舌辨症新法·黄苔类分别诊断法》认为，不反舌质有老嫩，苔色亦有老嫩之不同。凡苔色深浓枯暗，质暗为老色，或老苔，亦主实证。其中，老黄色苔为胃中阳气旺盛之候。黄如炒枳壳色为胃阳盛极、阳亢阴虚之候；黄黑相间，如锅焦黄色，抚之棘手，看之不泽，为胃中津液焦灼、口燥舌干之候。亦有阳气为阴邪所阻，不能上蒸而津液缺乏。

《临症验舌法》也指出，舌青苍老，是肝胆邪盛，宜泻火清肝饮治之；黄而苍老，为脾胃两经邪盛，宜泻黄散治之；赤而苍老，为心与小肠邪盛，宜泻心汤；白而苍老，为肺与大肠邪盛，宜泻白散；黑而苍老，为肾与膀胱邪盛，宜清肝饮。

二、胖大舌

【舌象特征】

舌体胖大是体内津液盈亏和输布情况的体征之一（图2.37）。

舌体比正常的舌胖大而厚，伸舌满口的为胖大舌。若舌体肿大，伸舌盈口满嘴，甚则舌肿胀不能缩回口中，称为肿胀舌（图2.38）。

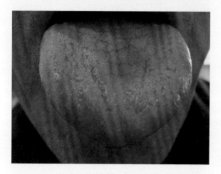 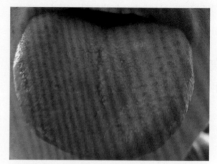

图2.37　胖大舌

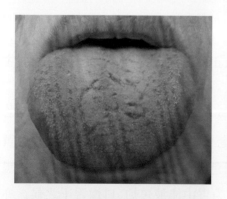 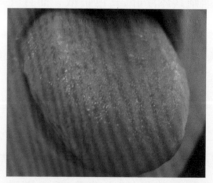

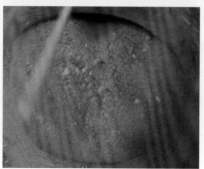

图2.38　肿胀舌

【临床意义】

胖大舌多因津液输布失常,是体内水湿、痰饮停滞的表现。肿胀舌多因心脾热毒炽盛、气血上壅于舌或酒毒上泛而致。

【相类舌象】

1.若舌淡白、舌体胖嫩而水滑者(图2.39),多为气虚、脾肾阳虚,以致气不化津、水湿上泛所致。

2.若舌红而胖大、有黄腻苔(图2.40)者,多为脾胃湿热与痰浊相搏,湿热痰饮上溢;或由平素嗜酒、湿热酒毒上泛所致。

3.若舌肿胀而色红绛(图2.41),多见于心脾(胃)热盛、热毒上壅。

4.若舌色暗紫肿大(图2.42),多为邪热夹酒毒上攻、心火上炎。

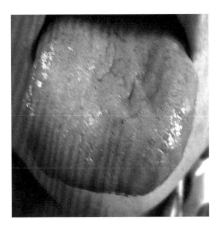

图2.39 舌胖嫩水滑

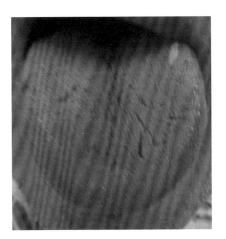

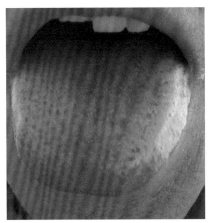

图2.40 胖大舌伴黄腻苔

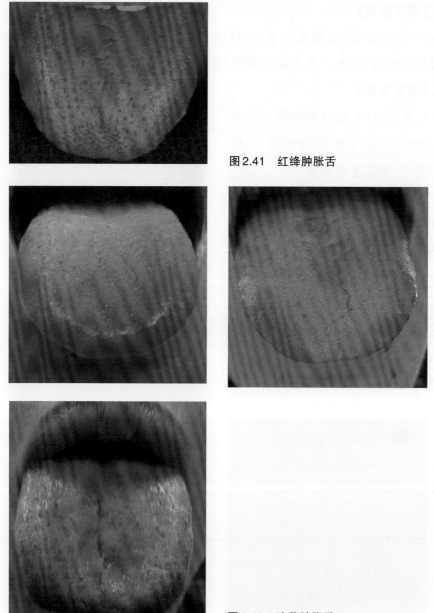

图2.41　红绛肿胀舌

图2.42　暗紫肿胀舌

5.若舌肿胀而舌色青紫晦暗(图2.43),口唇发青者,多因食物、药物或酒精中毒而致血液凝滞。

《辨舌指南·辨舌之形容》有:"胀者,浮而肿大也,或水浸,或痰溢,或湿热上蕴……舌赤胀大满口者,心胃之热也;舌赤肿满不得息者,心经热盛而血壅也。舌肿大者,或因热毒,或因药毒也,唇舌紫暗青肿者,中毒也;舌紫肿厚者,酒毒上壅,心火上炎也,或饮冷酒壅遏其热也。"

此外,先天性舌血管瘤患者,可见舌的局部肿胀而青紫,属于血络瘀阻的局部病变,多无全身辨证意义。

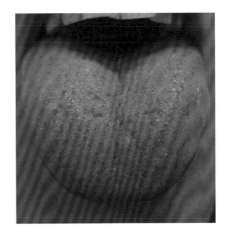

图2.43 肿胀青紫晦暗舌

【治疗原则】

属痰饮、水湿停聚者,应遵张仲景"病痰饮者,当以温药和之"的原则,以芳香化湿、淡渗利湿、苦温燥湿等祛湿之法,温化痰饮水湿。因气虚、阳虚者,宜补气温阳。兼血液运行不畅者,酌加活血祛瘀之品。因津液输布失常、水湿停聚,治疗过程中应注意宣畅三焦气机,以达到气化则湿化的目的。

【按语】

1.胖大舌多见齿痕。曹炳章的《辨舌指南》指出:"湿热有痰之症,舌质胀大满口,有齿印。"

2.舌胖大而僵硬者,多由湿滞上泛而致,曹炳章的《辨舌指南》指出:"有痰者舌灰胖而硬,宜豁痰。"

3.若病属气虚或阳虚则舌胖大而娇嫩,若属虚中有湿,则舌胖大满口、质软而色淡无痛。清代杨云峰的《临症验舌法·验舌分虚实法》指出:"凡病属实者,其舌必坚敛而兼苍老;病属虚者,其舌必浮胖而兼娇嫩。"

4.若舌紫暗肿胀,可以用针刺出血泄热,或服用清心解毒之品。清代吴谦的《医宗金鉴·卷六十六·外科心法要诀·紫舌胀证》指出:"紫舌胀属心经火,热盛血臁肿硬疼,舌肿满口宜针刺,血色紫重色红轻。"清代石寿棠的《医原·温热辨舌心法》指出:"舌紫肿大,或生大红点者,乃热毒乘心,用导赤、犀角,加黄连、金汁治之;或稍加大黄汁利之。"

三、瘦薄舌

【舌象特征】

舌体较正常舌体瘦薄而小(图2.44)。

【临床意义】

瘦薄舌是体内气血或阴液不足的征象之一。主气血两虚,阴虚火旺。瘦薄舌是舌失濡养的表现。多因气血不足,不能充养舌体,或阴液亏虚,阴虚火旺舌体失养所致。

【相类舌象】

1.若舌体瘦薄,舌色浅淡者(图2.45),多见于久病气血两虚。

2.舌体瘦薄,舌色红绛,舌干无苔或少苔者(图2.46),多为阴虚火旺,津液耗伤。

3.瘦薄舌兼灰浊腻苔(图2.47)者,多因脾虚运化失职而痰浊壅聚所致。

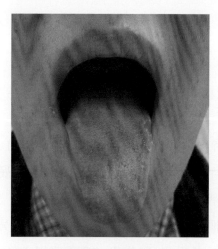

图2.44 瘦薄舌

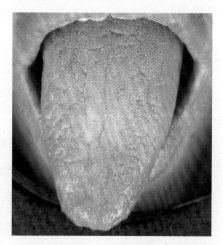

图2.45 浅淡瘦薄舌

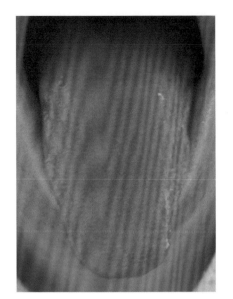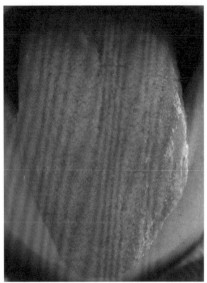

图2.46　红绛瘦舌苔少

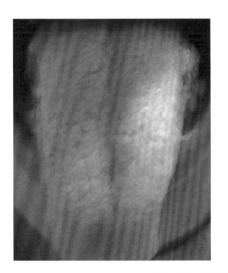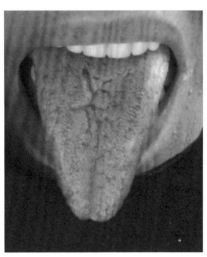

图2.47　瘦薄舌兼灰浊腻苔

4.瘦薄舌兼黄糙苔(图2.48)者,多为阴虚兼湿浊化热所致。

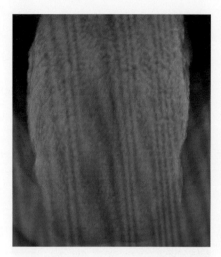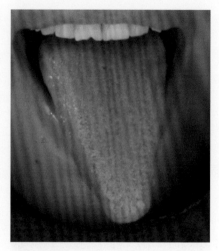

图2.48 瘦薄舌兼黄糙苔

舌体瘦瘪,无论新病、久病,都较深重;如瘦瘪而枯萎无津,舌色晦暗(无神舌),大多预后不良。

【治疗原则】

属气血两虚者,宜补益气血;属阴虚火旺者,宜滋阴降火。

兼痰浊者宜兼以祛湿、豁痰涤饮。

【按语】

1.曹炳章的《彩图辨舌指南》曰:"舌瘪者,薄瘦也。舌肉属心脾,心脾虚,则舌瘦瘪也。亦须辨其苔色。若淡红、嫩红者,心血不足也。紫绛灼红者,内热动风也。舌干绛,甚则紫暗如猪肝色者,皆心肝血枯也。舌紫枯瘪,绝无津液乃不治之证也。舌质不赤、中黄无苔枯瘦者,乃过汗,津枯血燥,死证也。舌红干瘪不能言者,亦死证也。舌红舌瘪能言者,因证治之,或可救也。"

2.《辨舌指南·辨舌之形容》有:"瘪者,薄而瘦小也,或心虚,或血微,或内热消肉……舌瘪者,薄瘦也。舌肉属心脾,心脾虚则舌瘦瘪也,亦须辨其苔色,若淡红、嫩红者,心血不足也;紫绛灼红者,内热动风也;舌干绛,甚则紫暗如猪肝色者,皆心肝血枯也;舌紫枯瘪,形如猪肝色,绝无津液,乃不治证也。"临证宜作为参考。

3.《中医舌诊》:"瘦瘪舌,总由于灼血消肉所造成。舌色淡白而瘦瘪的,为阴阳两虚、气血不足,不能充盈舌体,久久失其濡养而成。舌色红绛而瘦瘪的,则为阴虚火旺之故。阴愈虚,火愈旺,血中燥热有增无已,于是发生枯瘪、消瘦等变化。无论新病、久病,见此病舌,均非轻浅。若更枯萎无津,或色晦暗,预后尤多不良。"

四、点刺舌

【舌象特征】

舌生点刺是指蕈状乳头肿胀或高突的病理特征(图2.49)。

点:突起于舌面的红色、白色或紫红色星点。大者称星,小者称点。色红的称红星舌或红点舌(图2.50),色白的称白星舌或白点舌(图2.51),是蕈状乳头增大、数目增多、乳头内充血水肿的表现。

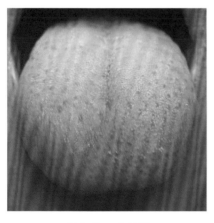

图2.49　点刺舌

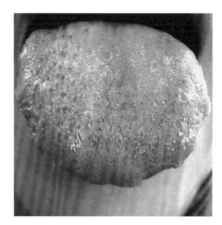

图2.50　红星舌

刺:蕈状乳头增大、高突,并形成尖锋,形如芒刺。抚之棘手的红色或黄黑色点刺,称为芒刺舌(图2.52)。

两者常并见,多合称为点刺舌,一般多见于舌的边尖部。若舌面上出现大小不等、形状不一的青紫色或紫黑色斑点,并不突出于舌面的,则称为瘀点舌或瘀斑舌(见青紫舌)。

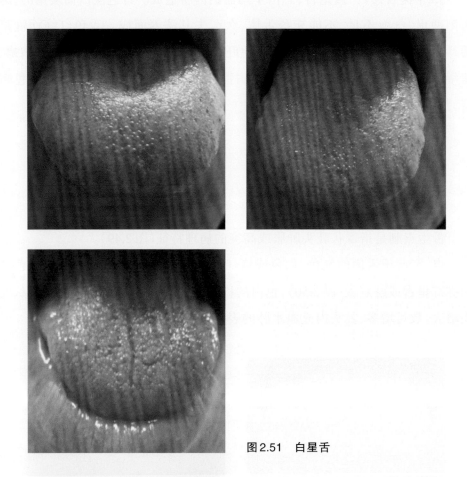

图2.51　白星舌

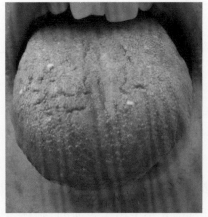

图2.52　芒刺舌

【临床意义】

点刺舌可反映脏腑热盛的程度,疾病所处的阶段,及气血运行的情况。舌生点刺提示脏腑热极、热毒炽盛,或湿热蕴于血分。一般点刺越多,邪热越甚。

【相类舌象】

观察点刺的颜色,可以推测气血运行情况,以及疾病的程度。

1.如舌红而生芒刺,有焦黄苔者多为气分热盛(图2.53)。

2.点刺色鲜红(图2.54)为血热或阴虚火旺。

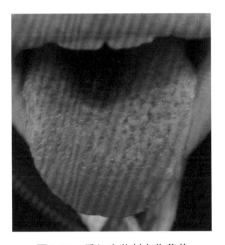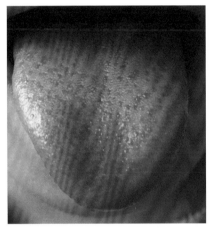

图2.53　舌红生芒刺有焦黄苔　　　　图2.54　鲜红点刺舌

3.点刺色绛紫(图2.55)为热入营血而气血壅滞。舌见瘀斑,在外感热病,为热入营血,气血壅滞,或将要发斑;在内伤杂病,多为血瘀之征。

根据点刺出现的部位,可推测热在何脏。

4.如舌尖有点刺,多为心火亢盛;舌中生点刺,多为胃肠热盛(图2.56)。

5.舌边生点刺(图2.57),多属肝胆火盛。

【治疗原则】

舌生点刺提示脏腑热极,或血分热盛,故应以清热为主。根据部位的不同,采用清脏腑阳热的相应方药。根据颜色的轻重,采用清气分热或凉血清热的方法。气血壅滞者佐以适量的活血之品。

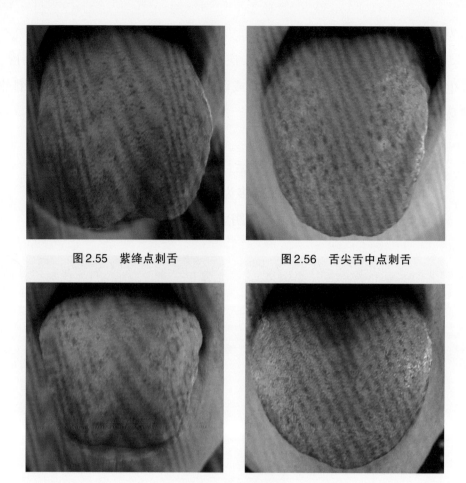

图2.55 紫绛点刺舌　　　　　　图2.56 舌尖舌中点刺舌

图2.57 舌边点刺舌

【按语】

1.不同学者对点刺舌有不同的观点。例如,《辨舌指南·辨舌之质本》有主真寒假热证之说;《温病》有软刺与硬刺之分,软刺主肾阴枯涸之说;陈泽霖、贝润浦的《舌苔与疾病》指出芒刺舌赤主阴虚火旺、营养不良,以及维生素缺乏和大脑皮质功能失调等;黄泰康的《中医诊法学》力主芒刺皆主热证之说。

2.舌上生芒刺多是由热邪极盛所致,临证时需要根据具体起刺的部位分脏腑论治。曹炳章的《辨舌指南》指出:"如淡红、嫩红、白中带红,是温邪之轻者……如纯红、鲜红起刺,此胆火炽而营分热。""舌尖独起刺,心火上炎之故。""舌边舌赤者,肝热也;甚则起芒刺者,肝热极也。"清代江涵暾的《笔花医镜》指出："心热者,舌尖比赤,甚则起芒刺,宜莲心、麦冬、竹叶卷心;肝热者,舌边赤,或生芒刺,宜柴胡、黑山栀。"

五、裂纹舌

【舌象特征】

舌面上出现各种形状的裂纹、裂沟,且深浅不一、变量不等,裂沟中无舌苔覆盖者,称为裂纹舌(图5.58)。可见于全舌,亦可见于舌前部或舌尖、舌边等处。裂纹呈纵形、横形、井字、人字、爻字、川字、树杈等各种形状,重者如脑回状、卵石状、辐射状或深如刀割,或如剪碎样(图2.59)。

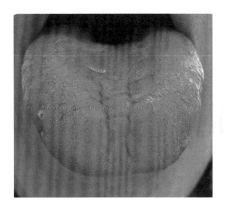

图2.58　裂纹舌

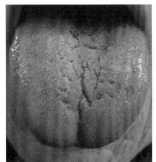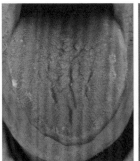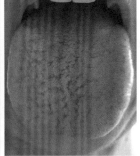

图2.59　深裂纹舌(左)、川字纹舌(中)、"树杈状"裂纹舌(右)

【临床意义】

裂纹舌多是舌失濡养的表现,反映机体阴血耗损的程度。主热病伤阴、阴液亏虚、脾虚湿侵。多由精血亏虚、阴液耗损、舌体失于濡养、舌面乳头萎缩,或组织皲裂所致。其是全身营养不良的表现之一;亦有因脾虚湿侵、脾虚失健运之职、湿邪内侵、精微不能濡养舌体而致。

【相类舌象】

1.舌红绛而有裂纹(图2.60),为热盛伤津,阴液耗损,舌体失于濡养。常见于外感热病后期、热盛伤阴,或内伤杂病阴虚火旺之候。

2.舌红赤有裂纹、舌面有黄厚苔者(图2.61),为脏腑实热、热灼津伤。

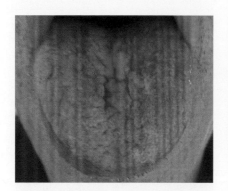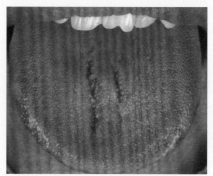

图2.60   红绛裂纹舌

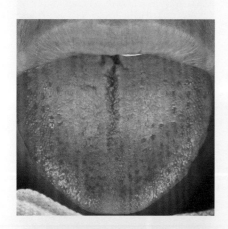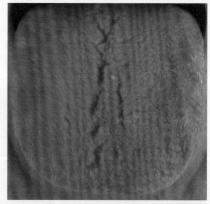

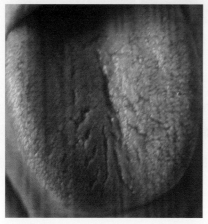

图2.61   舌红苔黄裂纹舌

3.全舌绛色,无苔而有横直皲纹而短小者(图2.62),多为阴虚液涸。

4.舌色浅淡而有裂纹(图2.63)多为血虚不润。

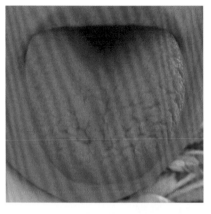
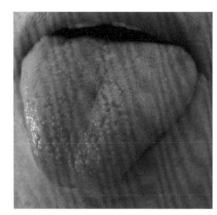

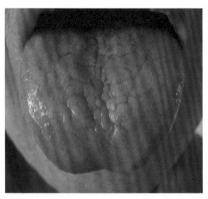

图2.62　红绛苔少裂纹舌

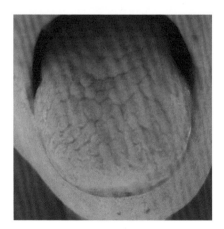
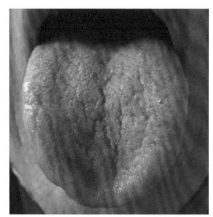

图2.63　淡白裂纹舌

5.舌淡白胖嫩,边有齿痕又有裂纹者(图2.64),则多属脾虚湿侵。

以上几种情况皆可致舌体失于濡养而出现裂纹。一般纹少、纹浅者病较轻,纹多、纹深者病较重。《辨舌指南·辨舌之质本》有"有纹者血衰也。纹少纹浅者,衰之微;纹多纹深者,衰之甚也"的说法。

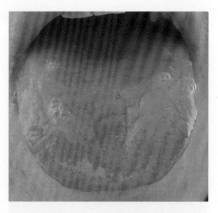

图2.64　淡白胖嫩多津齿痕裂纹舌

若生来舌面上就有裂纹、裂沟(正常人中约有5%),且纹或沟中有舌苔覆盖,又无不适感觉者,此为先天性裂纹舌(图2.65)。临床应与病理性裂纹舌加以鉴别。

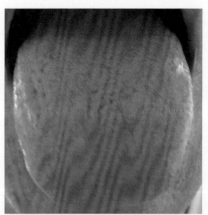

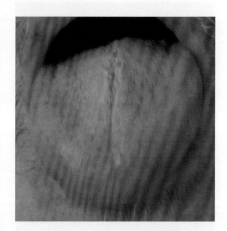

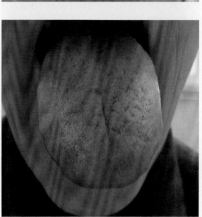

图2.65　先天性裂纹舌

【治疗原则】

据证而论治。热盛伤阴者,宜清热生津润燥;阴虚火旺者,宜滋阴降火;阴虚液涸者,宜重剂养阴生津,或用血肉有情之品(如龟板、鳖甲等)力挽欲竭之阴;血虚者补血;脾虚湿侵者宜健脾祛湿。

【按语】

关于裂纹舌,其辨治大体归纳如下:

1.《辨舌指南》有:"舌生横裂者,素体阴亏也。舌生裂纹如冰片纹者,老年阴虚常见之象也……全舌绛色无苔,或有横直罅纹而短少者,阴虚液涸也……中有裂纹者,多属胃气中虚,忌用寒凉宜补阴益气……如无苔无点,而裂纹者,阴虚火炎也,宜苦寒兼育阴。舌红极而裂纹,燥热入肝也,宜清凉兼下。凡舌燥光燥裂纹,为阴液大伤。"以上皆以阴虚论治。

2.凡舌见裂纹断纹,如人字、川字、爻字,及裂如直槽之裂,虽多属胃燥液涸,而实热内逼者,亦有之,急宜凉泻清火。

3.淡白舌有发纹满布者,乃脾虚湿侵也。

4.舌红露黑纹数条而苔滑者,水乘火位,寒证也。舌淡红中见紫黑筋数条,肝经寒证也。

以上数条说明裂纹舌的病理是复杂的。临证应明辨裂纹之深浅、形状及四诊所见之征象,综合判断证之寒热虚实,方能做到辨治准确无误。

六、齿痕舌

【舌象特征】

舌体边缘有牙齿压印的痕迹。亦称齿印舌(图2.66)。

【临床意义】

齿痕舌反映脾胃的功能状态和水液代谢的情况。主脾虚、水湿内盛证。

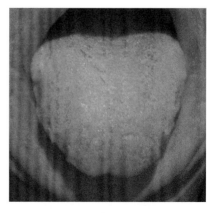

图2.66　齿痕舌(待续)

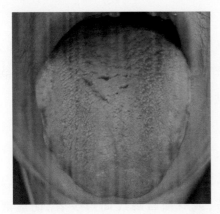
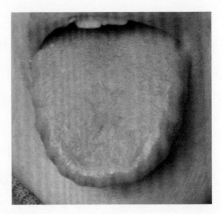

图2.66(续)

　　齿痕舌多因脾虚不能运化水湿,以致湿阻于舌,舌体胖大受牙齿挤压所致,故多与胖大舌同见。亦有舌体不胖大。出现齿痕的舌一般舌质较嫩。

【相类舌象】

　　1.舌淡胖大而润,边有齿痕者(图2.67),多属寒湿壅盛,或阳虚水湿内停所致。

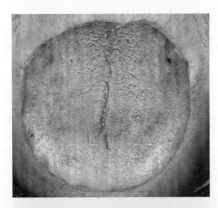
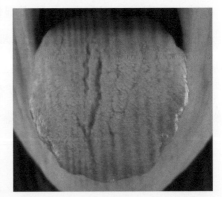

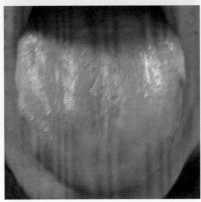

图2.67　舌淡胖大齿痕舌

2.舌淡红胖大,边有齿痕的(图2.68),多为脾虚或气虚。

3.舌红肿胀满口,边有齿痕者(图2.69),多为湿热痰浊壅滞之证。

4.舌体不胖有齿痕,舌质嫩者(图2.70),病中出现一般病情较轻,多见于小儿或气血不足者。

5.舌淡红而嫩、舌体不大、边有轻微齿痕者,且长期存在不易消失,可见于健康人。

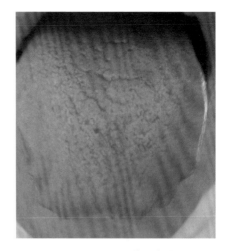

图2.68　舌淡红胖大齿痕舌

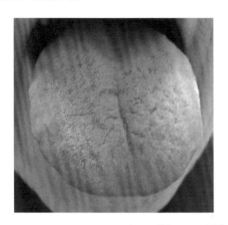
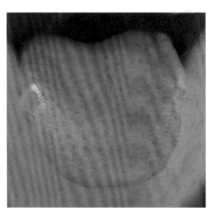

图2.69　舌红肿胀齿痕舌

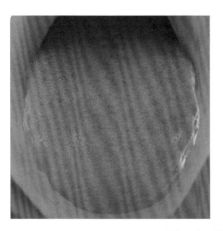
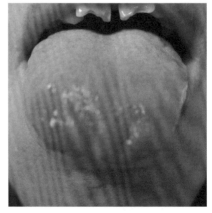

图2.70　舌嫩齿痕舌

【治疗原则】

应以祛湿为主,兼气虚或脾虚者,佐以益气健脾之品;阳虚水湿内停者,治宜温阳利水;属湿热痰浊壅滞者,治以清热祛湿化痰之剂。

第四节　望舌态

舌态,指舌的状态。舌体柔软,运动灵活,伸缩自如,无偏歪、颤动等异常的为正常舌态。正常舌态提示脏腑功能正常,气血充盛,经脉通调。舌态的变化是脏腑功能和气血盛衰的反映,临床通过望舌的动态异常以判断、辨析病之轻重及预后。常见的病理舌态有舌体痿软、强硬、歪斜、短缩、颤动、吐弄等变化。

一、痿软舌

【舌象特征】

舌体软弱,无力随意伸缩回旋,转动不便。亦称"舌痿"(图2.71)。

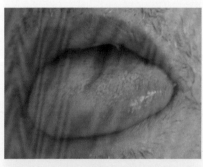
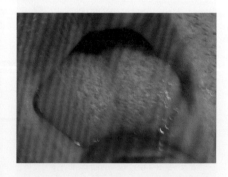
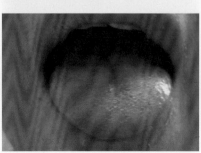

图2.71　痿软舌

【临床意义】

痿软舌主虚证,如气血俱虚、热灼津伤、阴亏已极。

舌体痿软多因气血亏虚、阴液亏损或邪热炽盛、灼伤阴津、舌脉失养所致。

【相类舌象】

1.舌体痿软而红绛少苔或无苔者(图2.72),多见于外感热病后期,邪热伤阴或内伤久病,阴虚火旺,甚则阴液枯竭。新病舌干红而痿,主热病津伤;《辨舌指南》曰:"暴痿多由于热灼,故常出现红干之舌。"若舌红干而渐痿者,乃肝肾阴亏、舌失所养所致。舌体痿软有久暴之分,临床应根据其伴随症状和体征仔细审辨。

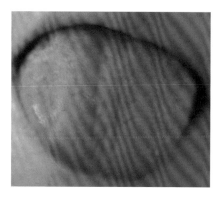

图2.72 舌痿软而红绛少苔

2.舌体痿软而舌色淡白无华(图2.73),多见于久病气血虚衰、舌脉失养、全身情况较差的患者。舌体痿软,人中平满,唇外翻者,预示脾气已绝,预后不良。《灵枢·经脉》有"肌肉软则舌痿",是由正气不足、气血虚极、阴液亏损不能上荣于舌、舌肌筋脉失养而致。

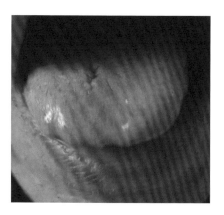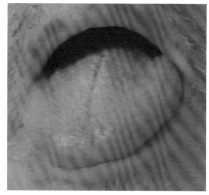

图2.73 舌痿软舌色淡白无华

【治疗原则】

舌痿软而红绛少苔或无苔,属邪热伤阴者,宜清热养阴生津;属阴虚火旺者,宜滋阴降火;舌痿软而淡白无华者,宜补益气血。

【按语】

1.舌软无力难言者,多因营卫不足而致,可以用黄芪当归五物汤治疗。清代吴谦的《医宗金鉴·卷三十九卷·杂病心法要诀·黄芪五物汤》指出:"黄芪五物虚经络,偏废虚风无力瘫,心清语謇因舌软。"

2.如舌痿软而兼见两胁下痛、腹部胀满、咽喉干燥、面色血脱等症状皆由肝阴枯竭而致。清代张璐的《张氏医通·伤寒绪论》指出:"舌痿不能动者,肝绝。"

3.外感温病邪热瘀结在里与热搏结之蓄血证可以出现痿软舌;温病后期热灼阴伤、筋脉失养,也可见痿软舌。清代吴鞠通的《温病条辨·卷三·下焦篇》指出:"热病经水适至,十数日不解,舌痿饮冷、心烦热,神气忽轻忽乱,脉右长左沉,瘀热在里也,加减桃仁承气汤主之。"

二、强硬舌

【舌象特征】

舌体失其柔和,卷伸不利,或板硬强直,不能转动,以致语言謇涩不清(图2.74)。

【临床意义】

强硬舌乃邪干脏腑的重证,多属危候。外感内伤均可出现。

多见于热入心包、高热伤津、风痰阻络。

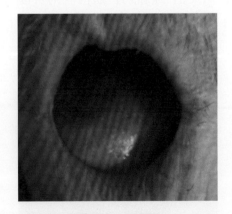

图2.74　强硬舌

《千金要方》指出:"舌强不能言,病在脏腑。"《辨舌指南》说:"凡红舌强硬,为脏腑实热已极。"说明舌强硬一般不是局部病变,而是关系到内脏的病变。

【相类舌象】

1.舌强硬而舌色红绛少津(图2.75),多见于邪热炽盛之证。为外感热病,热闭心包,扰乱心神,故舌无主宰,致舌体强硬而语言謇涩。或高热伤津、筋脉失养,致舌体失其柔和之性而舌强硬。多伴见高热面赤、神昏躁扰、抽搐等症状。

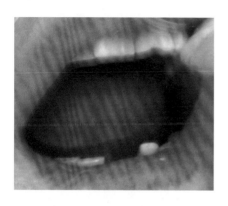
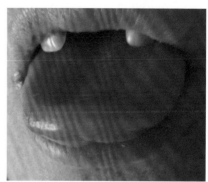
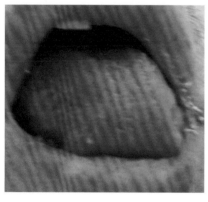

图2.75 舌强硬舌红少津

2.舌体强硬、胖大兼厚腻苔者(图2.76),多由肝风夹痰阻于舌络、舌脉失养所致。若突然舌强语言謇涩,伴肢体麻木、眩晕者,多为中风先兆。

【治疗原则】

属热闭心包者,治以清心豁痰开窍;属高热伤津者,治以重剂清热生津;属肝风夹痰阻络者,当以平肝息风、豁痰通络为治。

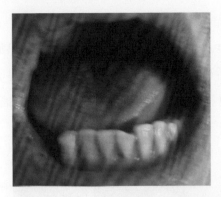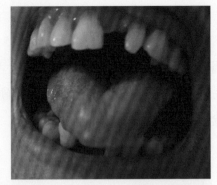

图 2.76　强硬舌厚腻苔

【按语】

强硬舌多由心脾两脏受损而成,如心脾两脏感受风邪,可见舌强、语言困难等症;脾主舌本,心主舌,多由风邪循心、脾二经上泛于舌所致。

如脾病饮涎内积、痰涎相壅搏结于胸,可见舌强、胸闷气促、痰涎上涌则饮食、语言皆难。明代方隅的《医林绳墨》指出:"涎痰壅盛,则舌强而难吞。"

古强亦为动风之象,风生于热,热灼阴伤,筋脉失养,热极生风而见舌强。金代刘完素的《素问病机气宜保命集·中风论》指出,风本生于热,以热为本,以风为标。凡言风者,热也。王叔和云:热极生风。舌强口噤,筋惕肉瞤。清代吴鞠通的《温病条辨·卷三·下焦篇》也指出:"温病误表,津液被劫,心中震震,舌强神昏,宜复脉法,复其津液。舌上津回则生。汗自出,中无所主者,救逆汤主之。"

清代沈金鳌的《杂病源流犀烛·口齿唇舌源流》中提示了治疗舌强的用药:"痰迷而舌强者,宜防己、僵蚕、木通、菖蒲、竹沥、山栀、南星、半夏、荆芥、陈皮。亦有中风病而舌强、舌卷、不能言者,宜大秦艽汤,若天热加知母五分。"

三、歪斜舌

【舌象特征】

伸舌时,舌体或舌尖偏向一侧,或左或右。一般舌歪斜在舌前半部明显(图2.77)。

【临床意义】

主肝风夹痰、痰瘀阻滞经络,以及阴虚风动。

由于邪阻一侧的舌肌弛缓、无力收缩,而健侧舌肌如常,故伸舌时向健侧歪斜。多见于中风先兆。常伴见口眼㖞斜、半身不遂等症。

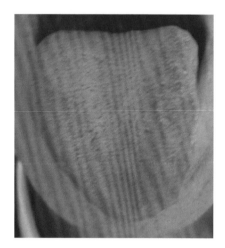

图2.77　歪斜舌

【相类舌象】

1.多由肝风内动、夹风夹痰阻于经络、气血不畅所致。

2.舌歪斜、苔腻(图2.78)而流涎不止者,多为痰涎壅盛。

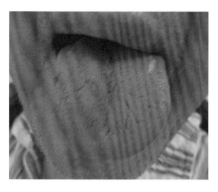

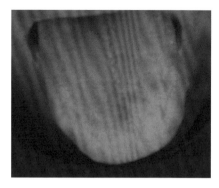

图2.78　舌歪斜、苔腻

3.舌体歪斜兼见瘀斑(图2.79),为瘀血内阻。

4.歪斜舌、色淡红胖嫩者,为气血受损(图2.80)。

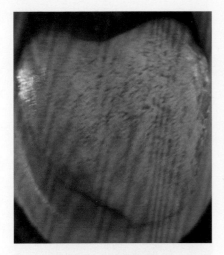

图2.79　舌歪斜有瘀斑

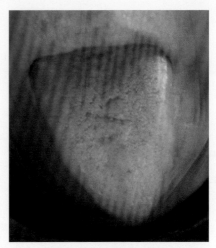

图2.80　舌歪斜苔淡白

5.舌体歪斜,舌红少苔或无苔(图2.81)者,多为阴虚动风。

舌歪斜兼有半身不遂者为中风,如病入脏腑,病情多重。

【治疗原则】

以祛风豁痰通络为主,属肝风内动者,治以平肝息风、豁痰、祛瘀通络之法。阴虚风动者,以养阴柔肝息风为治。

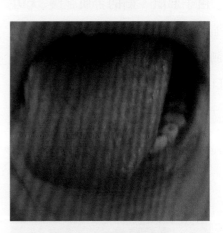

图2.81　舌歪斜而少苔

【按语】

歪斜舌多在中风后遗症或痉证中出现,证属本虚标实,治宜舒筋、通络、化痰。曹炳章的《辨舌指南》指出:"歪者,斜偏于一边也,痉痹与偏枯常见,当再辨其色。若色紫红势急者,由肝风发痉,宜息风镇痉;色淡红势缓者,由中风偏枯。若舌偏歪、语謇、口眼㖞斜、半身不遂者,偏风也。舌偏向左者左瘫;舌偏向右者右瘫,宜补气舒筋,通络化痰。"

四、短缩舌

【舌象特征】

舌体卷缩、紧缩，不能伸长，严重者舌不抵齿（图2.82）。《内经》又将短缩舌称为"舌卷"。短缩舌常与痿软舌（图2.83）并见。

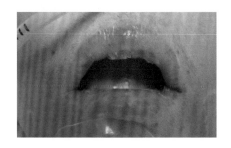

图2.82　短缩舌

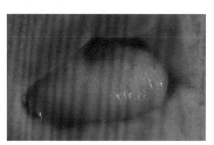

图2.83　短缩舌与痿软舌并见

【临床意义】

主危证。短缩舌病机复杂，无论属虚属实，多为病情严重的征象。多因寒凝筋脉、气血亏虚或肝风夹痰阻络或热盛伤津、筋脉挛急所致。

【相类舌象】

1.舌体短缩，色淡或青紫而湿润（图2.84），多为阴寒内盛、寒邪凝滞筋脉、舌脉挛缩所致。多伴见畏寒、四肢厥逆、阴囊收缩、脉沉迟等症。

2.舌体短缩、色红绛而干（图2.85）者，多属热盛伤津。若热入心包，热盛动风者，可见壮热肢厥、神昏语謇、四肢抽搐等症状。

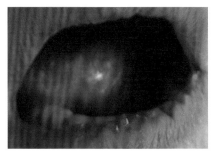

图2.84　青紫短缩舌

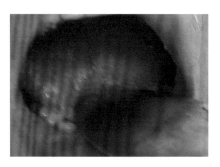

图2.85　短缩舌色红绛而干

3.舌体短缩而胖大、苔腻者(图2.86),为肝风夹痰阻络,多伴喉中痰鸣。

4.舌体短缩,色淡胖嫩(图2.87),多见于久病体虚,为脾虚不运、气血亏虚、筋脉失养所致。

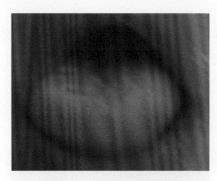 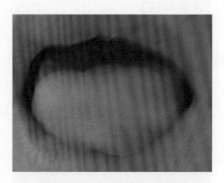

图2.86　舌体短缩胖大苔腻　　　　　　图2.87　舌体短缩色淡胖嫩

此外,有先天性舌系带过短,亦可致舌体伸出受限,此为舌体受舌系带牵绊所致,又称"绊舌",无临床辨证意义。如《彩色辨舌指南》指出:"凡舌短由于生就者,无关寿夭。"小儿见此,只需行矫形手术切断舌系带即可恢复。

短缩舌与强硬舌均有舌体活动受限、言语障碍。短缩舌为舌体卷曲向后回缩,不能伸出口外,甚至舌不抵齿;强硬舌见舌体板硬强直,活动失灵,无短缩之象,尚能伸出口外。

【治疗原则】

属寒凝筋脉者,治以温经散寒通脉;属热盛伤津者,当以清热生津;风痰阻络者,以祛风豁痰通络为治;属虚者当以补益气血。

【按语】

1.阳明温病,热闭心包而出现神志迷糊、语言不清,大渴引饮而不解;或是温邪上受、逆传心包而出现的痉厥神昏烦躁、寸口脉大,口中气味重等症状,均可伴有舌短。治疗时均应清热凉血、安神镇惊、芳香开窍。清代吴鞠通的《温病条辨·卷二·中焦篇》原文第十七条指出:"邪闭心包,神昏舌短,内窍不通,饮不解渴者,牛黄承气汤主之。"《卷三·下焦篇》第十八条指出:"痉厥神昏、舌短、烦躁、手少阴证未罢者,先与牛黄紫雪辈,开窍搜邪;再与复脉汤存阴,三甲潜阳,临证细参,勿致倒乱。"

2.小儿出现慢脾风证也可以出现短缩舌。清代吴谦的《医宗金鉴·卷五十一·幼科心法要诀》中"痫证门"之"慢脾风证"指出："肝盛脾衰金气弱,金失承制木生风。每因吐泻伤脾胃、闭目摇头面唇青、额汗昏睡身肢冷、舌短声哑呕澄清。温中补脾为主剂,固真理中随证从。"

3.伤寒三阴经寒证、热证皆可以出现舌短缩。《舌鉴辨正》指出："伤寒邪陷三阴及实证火逼三阴,皆能短舌。"

五、吐舌和弄舌

【舌象特征】

舌经常伸出口外,不立即回缩者为吐舌;舌在口中,上下左右调动不停,或伸舌即回缩如蛇舐。或反复舐弄口唇四周,调动不宁者为弄舌。

【临床意义】

吐舌和弄舌一般属心脾有热。

【相类舌象】

1.属心热者,伴面赤、心烦、躁扰或口舌生疮,舌红、苔黄燥,口渴喜冷饮。

2.属脾热者,伴舌苔黄厚、便秘。《小儿卫生总微论》说："弄舌者,其证有二:一者心热,心系舌本,热则舌本干涩而紧,故时时吐弄舒缓之;二者脾热,脾络连舌,亦干涩而紧,时时吐弄舒缓之,皆欲饮水。因心热则发渴,脾热则津液耗,二证虽引饮相似,惟心热面赤,睡即口中气热,时时烦躁,喜冷咬牙,治宜清心经之热。脾热者,身面微黄,大便稠硬,赤黄色,治宜微导之。"

3.痫证见吐弄舌,为风痰气逆之证。

4.弄舌而见身热、舌红或绛者,多为热盛动风的先兆。

5.小儿弄舌多为惊风先兆;惊风病情危急时见吐舌,多为心气已绝。

6.舌紫绛而吐弄者,属重症,多为疫毒攻心。

7.若舌体痿软,又见吐弄,但无力而缓,多属心脾亏虚,或先天不足。

此外,发育不良的先天愚型患者亦可见吐弄舌。

【治疗原则】

宜清心火、泻脾热;小儿惊风宜清热镇惊,平肝息风。心脾亏虚者宜补益心脾。

六、颤动舌

【舌象特征】

舌体处口中或伸出口外。不自主地颤动、动摇不宁者,为舌颤动。其轻者仅伸舌时颤动,重者不伸舌时亦抖动难宁。

【临床意义】

舌颤动是动风的表现之一。凡气血虚衰、阴液亏损,舌失濡养而无力平稳伸展舌体;或为热极动风、肝阳化风等,都可出现舌颤动。

《素问·至真要大论》曰:"诸风掉眩,皆属于肝。"舌颤一症多与肝有关。因肝为风木之脏,肝藏血,血养筋,无论何种原因,只有涉及肝,引起肝风内动,或筋脉失养,方可见舌颤。

【相类舌象】

1.舌淡白而舌体蠕蠕颤动或抖颤难宁者,多见于久病气血两虚、筋脉失养而动风。

2.舌红绛或绛紫而习习颤动,多为热极生风或肝阳化风所致。

3.舌红无苔或少苔而舌体颤动者,见于热病后期或久病伤阴,属阴虚动风。

4.亡阳亦可见舌体蠕蠕颤动,多伴见舌质淡白而滑、大汗淋漓、四肢厥逆。因津脉失于温煦,筋惕肉瞤而舌颤。

5.瘿病患者,临床见舌体震颤,多伴手颤、烦躁等,由肝肾阴虚、肝阳偏亢所致。

6.嗜酒者,因酒毒内蕴,日久化热灼伤阴精,舌脉失于滋养,也可见舌紫而舌体颤动,多于饮酒后加重。

【治疗原则】

属热盛动风者,宜以清热凉肝息风为治;阴虚动风宜养阴柔肝息风;属气血亏虚、筋脉失养动风者,宜补益气血;属伤津亡阳者,宜温经回阳救逆。

【提示】

近代研究,颤动舌多见于甲状腺功能亢进、体质虚弱、神经官能症、高热及某些神经系统疾病患者。

第三章　望舌苔

舌苔是附着在舌面上的一层苔状物,是由脾胃之气蒸化胃中食浊上熏,达于舌面而成。《辨舌指南》中说:"舌之有苔,犹地之有苔,湿气上泛而生;舌之苔由胃蒸脾湿上潮而生,故曰苔。"章虚谷《伤寒论本旨》有:舌苔"是胃中之生气,如地上之微草也"。所以,健康人都有一层薄薄的白色舌苔,说明胃有生发之气。

人以胃气为本,胃为水谷之海,五脏六腑之气皆受气于胃,故胃气的变化可以影响全身的脏腑、气血、经络。苔为胃气熏蒸、脾湿上潮于口而生,故五脏六腑的病变均可反映到舌苔上。《形色外诊简摩·舌质舌苔辨》说:"至于苔,乃胃气之所熏蒸,五脏皆禀气于胃,故可借以诊五脏之寒热虚实也。"当机体出现病理变化时,病邪就会与胃气相搏结,上蒸于舌面而出现苔(苔质、苔色)的异常变化。章虚谷在《伤寒论本旨》中还说:"胃有生气,而邪入之,则苔即长厚,如草根之得秽浊而长发也。"根据舌苔的变化,可以判断病邪的性质、邪气的消长、胃气的有无、津液的盈亏、病位的浅深、病情的轻重和进退,以及预后的善恶等,为辨证和治疗提供依据。

舌苔的诊察主要分苔质和苔色两方面内容。

第一节　望苔质

正常的舌苔由胃气熏蒸所生,应是薄白均匀、干湿适中、不滑不燥。苔的中部和根部稍厚,紧贴于舌面,表示脾胃功能正常,为健康的标志。《辨舌指南》曰:"平人舌中常有薄苔者,胃中之生气也。"

苔质指苔的质地、形态。由于患者的胃气有强弱,病邪有寒热,故可形成各种病理性舌苔。临床常见的苔质变化有厚薄、润燥、腻腐、偏全、剥落、消长、真假(有根、无根)等。

一、薄苔、厚苔

舌苔的厚薄是以透过舌苔"见底"或"不见底"作为衡量标准的。薄苔是指透过舌苔能隐约看到舌质的苔,为"见底"苔;反之,由于舌苔遮盖而不能看到舌质的为厚苔,又称"不见底"苔。

舌苔的厚薄变化,主要反映邪正的盛衰和邪气之浅深轻重,通过舌苔厚薄的动态变化,还可判断病势的进退。

(一)薄苔

【舌象特征】

舌苔薄而均匀或中部和根部稍厚,干湿适中(图3.1)。

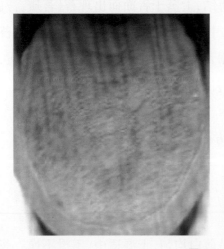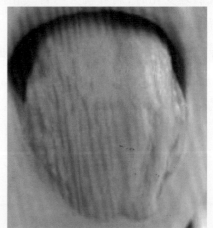

图3.1 薄苔

【临床意义】

1.平人的舌苔表现,健康的标志。提示胃气充盛,有生发之气。

2.外感病初起,表证阶段。病较轻浅。

3.内伤轻证,提示胃气未伤、邪气不盛。

4.疾病恢复期,为邪退、胃气渐复之征兆。

【相类舌象】

1.薄白苔(图3.2)除反映以上几种情况外,多见于外感风寒表证。

2.薄黄苔(图3.3)以风热表证为多见。

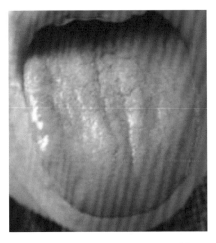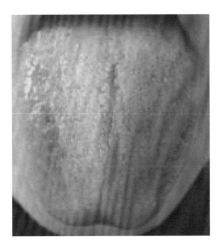

图3.2 薄白苔

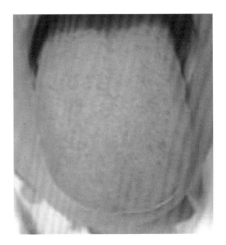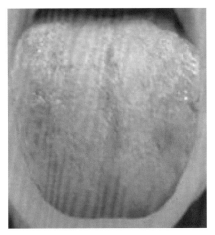

图3.3 薄黄苔

【治疗原则】

病邪在表,治宜解表:风寒表证用辛温解表,风热表证宜用辛凉解表轻清之剂。内伤杂病见苔薄者,大多病情轻浅,治疗宜气虚者补气;血虚者补血;气郁者疏肝解郁。

【按语】

1.薄苔主表证,亦主平人。舌苔薄而均匀,或中部稍厚,干湿适中,此为正常舌苔,提示胃有生发之气;若在病中,提示病情轻浅,未伤胃气。

2.中医有"邪从哪里来,还从哪里去"的说法。表证既然邪从皮毛、口鼻而入,应该就近驱邪外出。感受风寒的应开腠理,用辛温解表之剂驱邪外出。感受风热的应用辛凉解表之剂,使微微汗出即可。因为表证多兼挟风邪为患,邪初入里,病位在上,病较轻浅,故用药宜用清轻之品。吴鞠通有"治上焦如羽,非轻不举"的说法,如桑叶、菊花、薄荷等轻清上浮之品,虽针对温病而言,也符合表证的用药规律。如用味重之品,反过病所,达不到邪从表而解的目的。

3.清代刘恒瑞的《察舌辨症新法·白苔类分别诊断法》说,舌苔"薄白如米饮敷舌,此伤寒、中寒之初候也。无表症状见者,饮食停膈上也。白如豆浆敷舌,此白而滑润,伤寒、中寒、湿邪、痰饮等病也。以脉诊分别断之。但薄白不润泽,舌质不甚红者,伤燥表症也"。

4.明代吴有性《温疫论》中的"温疫初起"篇曰:"间有感之轻者,舌上白苔亦薄,热亦不甚,而无数脉,其不传里者,一二剂自解,稍重者,必从汗解,如不能汗,乃邪气盘踞于膜原,内外隔绝,表气不能通于内,里气不能达于外,不可强汗。"

(二)厚苔

【舌象特征】

厚苔为有舌苔遮盖而不能看到舌质的苔,为"不见底"苔(图3.4)。

【临床意义】

厚苔是由胃气夹湿浊、痰浊、食积等秽浊之邪气熏蒸舌面所致。

在外感病中提示邪盛入里。内伤病中提示胃肠有宿食或痰饮、湿浊停滞。主病位在里,病情较重。尤其是胃肠积滞,多见厚苔。

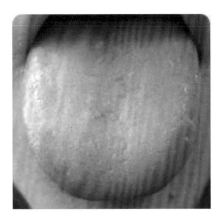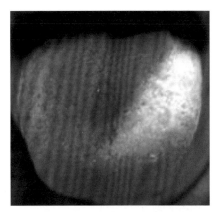

图 3.4 厚苔

《中医舌诊》中有具体描述：
"……中根部苔特厚,又常常是胃肠
内有浊邪积滞,如饮食痰湿之类。"

【相类舌象】

1.白厚苔(图 3.5)多为里滞较重
或痰湿或食积上熏于舌面而成。

2.黄厚苔(图 3.6)多为里滞化
热。黄厚而干苔(图 3.7)提示热盛伤

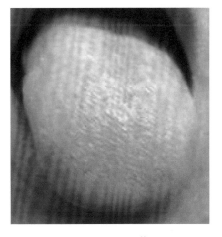

图 3.5 白厚苔

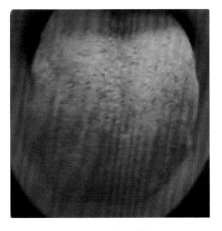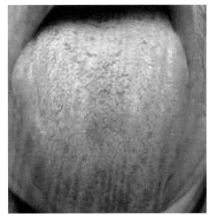

图 3.6 黄厚苔　　　　　图 3.7 黄厚而干苔

津;黄厚腻苔(图3.8)为湿浊痰饮化热之象;黄厚浊腻而干苔(图3.9)反映湿浊痰饮化热、津液已伤。

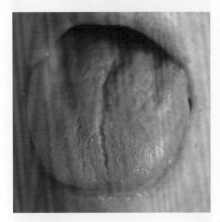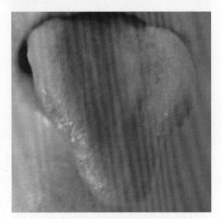

图3.8　黄厚腻苔　　　　　　　图3.9　黄厚浊腻而干苔

【治疗原则】

因厚苔主里,故应清里。苔黄厚干燥者,宜清里热;苔上有芒刺者,可用下法。苔厚浊腻者属秽浊湿邪、痰湿较盛,治宜温化痰饮、燥化湿浊。食滞者治以消积化滞。湿已化热者当清热化湿并举。

【按语】

1.动态分析:苔的消退和增长是正气与病邪互为消长的表现,所以观察舌苔厚薄的动态变化,可辨病邪的进退。

(1)如舌苔由薄转厚,提示表邪入里或邪气渐盛,或潜伏之邪开始暴露,为病进的征象。

(2)舌苔由厚变薄,提示邪渐消退,正气来复,或是里蕴之邪逐渐外达,为病退的征象。

(3)舌苔的厚薄变化,一般是渐变的过程,如薄苔突然增厚,提示邪气极盛,迅速入里;厚苔骤然消退,舌上无新生薄苔,为正不胜邪或胃气暴绝。

病例1　舌苔由薄转厚(图3.10和图3.11)是表邪入里或邪气渐盛。

病例2　舌苔由厚变薄(图3.12至图3.14)是正气来复,邪渐消退,趋于正常。

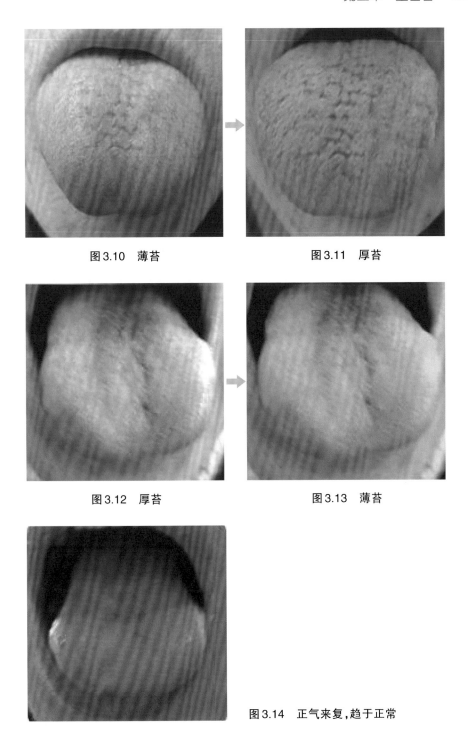

图 3.10 薄苔

图 3.11 厚苔

图 3.12 厚苔

图 3.13 薄苔

图 3.14 正气来复,趋于正常

2.清代章虚谷的《伤寒论本旨》说:"舌苔由胃中生气所现,而胃气由心脾发生,故无病之人常有薄苔,是胃中之生气,如地上之微草也,若不毛之地,则土无生气矣。"

3.清代曹炳章的《辨舌指南》说:"如平人无病,常苔宜舌地淡红,舌苔微白隐红,须要红润内充,白苔不厚,或略厚有底,然皆干湿得中,斯为无病之苔。"

《辨舌指南》又指出:"苔垢薄者,形气不足;苔垢厚者,病气有余。苔薄者,表邪初见;苔厚者,里滞已深。白而苔薄者,寒邪在表,或气郁不舒,薄白无苔为虚寒。白而苔厚者,为中脘素寒,或痰湿不化。"

4.清代周学海的《形色外诊简摩》中有:"其脾胃湿热素重者,往往终年有白厚苔,或舌中灰黄,至有病时,脾胃津液为邪所郁,或因泻痢,脾胃气陷,舌反无苔,或比平昔较薄。"医者临证务必详问病史,予以明辨。

5.清代周学海的《重订诊家直诀》说:"凡舌苔,以匀薄有根为吉。白而厚者,湿中有热也。忽厚忽薄者,在轻病为肺气有权,在困病为肾气将熄。"

6.清代刘恒瑞的《察舌辨症新法》中有:"……无论何症,若用药当,皆由白而黄,由黄而退,由退复生新薄白苔,此谓顺象。无论何症,若用药不当,则由黄而白,由白而灰,出灰而黑,由活苔变为死苔,此逆象也。骤退骤无,不由渐退,此陷象也。"

7.《温病学教学参考资料》中说:"厚浊之苔变薄,板贴之由苔化松,是邪退的征象,然而有真退假退之别。正如俞根初说:'凡舌苔由腻化松,由厚退薄,乃里滞逐渐减少之象,是为真退,即有续生薄白新苔者,尤为苔真退后,胃气渐复,谷气渐进之吉兆。'若满舌厚苔,忽然退去,舌底仍见朱点,一二日后即续生厚苔,则为假退。又有厚浊苔垢忽然退净,舌质显示光亮如镜,扪之干燥无津,此乃胃液已竭,主预后不良。"

8.临证常见几种舌苔不是真退的情况列于下面,临证务必明辨。

清代刘恒瑞的《察舌辨症新法》曰:"苔之真退、真化,与驳去、骤退,有大分别。真退必由化而退,何谓化退?因苔由厚而渐薄,由板而生孔,由密而渐疏,由有而渐无,由舌根外达至舌尖,由尖而渐变疏薄,由退而复生新苔,此皆吉兆。若骤然退去,不复生新苔,或如驳去,斑斑驳驳,存留如豆腐屑铺舌上,东一点,西一点,散离而不连续,皆逆象也。皆因误用攻伐消导之计,或误表之故,胃气胃汁俱被伤残,故有此候。"

二、润苔、滑苔、燥苔

舌苔的润、燥主要反映体内津液的盈亏和输布情况。

(一)润苔

【舌象特征】

舌苔润泽,干湿适中,不滑不燥(图3.15)。

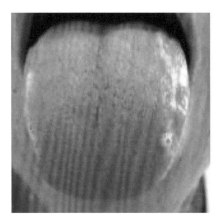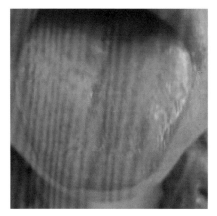

图3.15　润苔

【临床意义】

润苔是正常舌苔的表现,是津液上承之征。在病理状态下,润苔提示体内津液未伤。见于风寒表证初起或湿证初起;邪伏膜原、食滞、瘀血等。尤其是在脾虚、肾虚时,气不化津,舌也是润泽的。

【相类舌象】

1.淡红舌薄白润苔(图3.16)属正常舌象,是津液充足的征象;或风寒表证、湿证初起。一般病较轻浅。

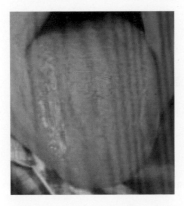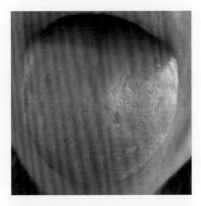

图3.16　淡红舌薄白润苔

2.红舌薄白润苔(图3.17)。红舌主热,提示体内有热,润苔提示津伤未甚。

3.淡红舌薄黄润苔(图3.18)。内有热或表证邪渐入里化热,但津液未伤。

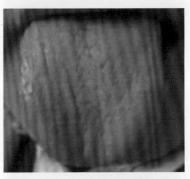

图3.17　红舌薄白润苔

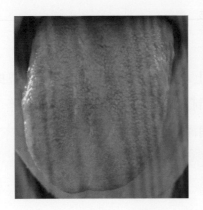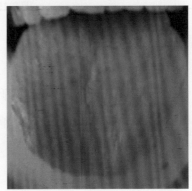

图3.18　淡红舌薄黄润苔

4.红舌薄黄润苔(图3.19)。提示内热但病较轻浅,津伤不甚。

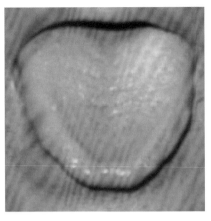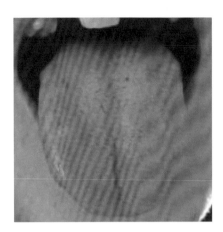

图3.19 红舌薄黄润苔

5.青紫舌薄黄润苔(图3.20)。提示体内有气血瘀滞之象,并有内热,但邪不甚,故津伤亦不甚。

6.舌泛青紫而苔厚白而润(图3.21)。气血瘀滞兼湿邪内盛之象。

【治疗原则】

属风寒表证者宜发散风寒;湿证初起宜用芳香化湿、苦温燥湿、淡渗利湿等宣通气机、祛湿的方法,这就

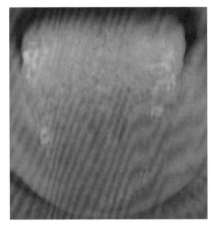

图3.20 青紫舌薄黄润苔

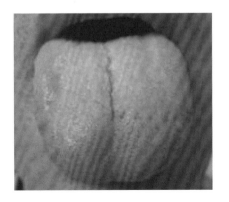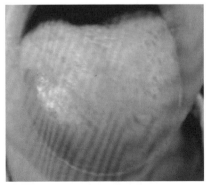

图3.21 舌泛青紫厚白润苔

是所谓气化则湿化的道理。食滞（苔厚）者宜合消导化滞；血瘀（舌暗或青紫或有瘀斑）者宜加活血化瘀之品。若是脾虚、肾虚气不化津时的润泽舌，则应予以补益脾肾之剂。临证一定要脉证合参，细辨虚实。

【按语】

1.清代曹炳章的《辨舌指南·滑涩》中有："凡病，舌先干而后渐润者轻，舌先润而后干枯者重。"

2.明代吴有性的《温疫论·卷下·应下诸证》说："白苔润泽者，邪在膜原也，邪微苔亦微，邪气盛，苔如积粉，满布其舌，未可下，久而苔色不变，别有下证，服三消饮……"邪伏膜原概念和治疗方法的提出，是明代著名医家吴有性对瘟疫治疗的突出贡献。

（二）滑苔

【舌象特征】

舌面水分过多，甚则伸舌流涎欲滴，扪之湿滑，称为"滑苔"或"水滑苔"（图3.22）。

【临床意义】

滑苔是水湿之邪内聚的表现，主湿、主饮、主寒。多因寒湿内侵或阳虚不能运化水湿，导致湿停水聚而成痰饮，上溢于舌而成。

【相类舌象】

1.若苔滑而舌色淡（图3.23）者，多为寒湿内侵而气血不足。

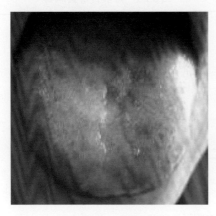 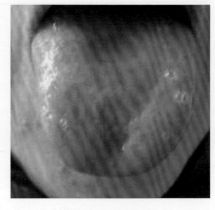

图3.22　滑苔　　　　　　　　图3.23　舌淡苔滑

2.苔滑而腻,舌胖、边有齿痕(图3.24)者,多属脾虚湿盛。

3.苔滑而舌淡胖嫩(图3.25)者,多为阳虚水湿内停。

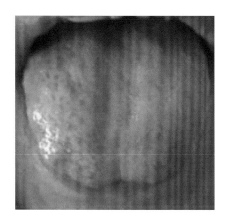 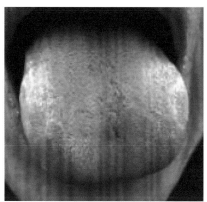

图3.24　舌胖、边有齿痕,苔滑而腻

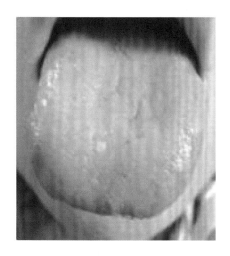

图3.25　舌淡胖嫩苔滑润

【治疗原则】

　　滑苔属寒湿内侵者治宜温阳散寒祛湿;属脾虚湿盛的宜健脾运湿,芳化湿邪之法;水湿内停者,当用利水渗湿之品。明代虞抟的《医学正传》说"治湿不利小便,非其治也",其意是湿性重浊,易趋于下,治疗时要因势利导,给邪以出路,并注意宣通三焦气机,以达"气化则湿化"的目的。

【按语】

1.正常舌苔是滋润的,津液适度。滑为水滑,苔上水湿溱溱,有唾液黏附于苔上,手扪之感觉滑利而有水湿。《辨舌指南》有"滑者津足,扪之而湿"的说法。

2.寒有内寒、外寒之分。滑苔有感受寒湿之邪的,有因阳气虚衰、不能运化水液而成的,然虚有脾虚、肾虚之异。举例如下:

(1)外感风寒,内有水饮证。症见恶寒发热,无汗,喘咳,痰白清稀,甚则喘息不得卧,面水肿,舌苔白滑,脉浮。当用小青龙汤解表散寒,温肺化饮。此证型在现代医学中的呼吸系统疾病,如支气管炎、肺源性心脏病中多见,用小青龙汤治疗,每每获得很好的疗效。

(2)太阳经腑同病的蓄水证。症见舌苔白滑,脉浮,发热,头痛,烦渴欲饮,或水入即吐,小便不利,水肿。用五苓散利水渗湿,温阳化气。

(3)临床见心阳虚的心悸,症见咳喘憋闷,心下动悸,自汗,舌苔白滑,脉微,用桂枝甘草汤以辛甘合化,温阳化气。

(4)中阳不足,运化失职所致的水湿痰饮(如痰饮、悬饮)。出现舌苔白滑、脉弦滑、胸胁支满、目眩心悸或短气而咳,可用苓桂术甘汤温化痰饮、健脾利湿。

(5)脾肾阳虚,水气内停证。症见小便不利、四肢沉重疼痛,水肿,腹痛下利,舌淡苔白滑,脉沉。方用真武汤温阳利水(本方临床治疗慢性肾炎、心源性水肿疗效很好)。

以上5种病症虽然都有舌苔白滑,但形成原因却有因寒、因痰或阳虚的不同,临证当结合兼症而施以不同的治法。

3.《中医舌诊》说:滑苔的病机是"卫阳虚于表,则外寒乘虚而入;胃阳虚于里,则内湿因虚而留"。强调滑苔的形成与阳虚密切相关。

4.清代曹炳章的《辨舌指南·滑涩》中说"全舌淡白滑嫩,无点,无罅缝,无余苔者,虚寒痰凝也。如邪初入里,全舌白滑而浮腻者,寒滞中宫,胃阳衰也。"他在《辨舌指南·白苔肺经》中说:"凡风寒湿初中皮膜,则苔白薄,当疏散之。寒湿本阴邪,白为凉象。故白苔滑者,风寒与湿也。白滑而腻者,湿与痰也。滑黏而厚者,湿痰与寒也。但滑腻不白者,湿与痰也。两条滑腻者,非内停湿食即痰饮停胃,亦宜温化。"他接着说:"舌色淡红苔薄而滑者,内寒也。舌色深红苔厚而滑者,外寒也……若黄苔光滑,乃无形湿热,中虚之象。"他在《辨舌指南·白苔肺经》中指出:"苔白滑而脉右缓者,秽湿着里,邪阻气分也,宜草果、楂肉、神曲,以运脾阳。"辨证之细微,值得后人效仿。

5.《辨舌指南·白苔肺经》指出:"白苔渐退而舌心反见裂纹者,此湿热已转燥矣。苔白滑而光亮无津者,此湿蕴津伤之候,勿投香燥。"预示临证只要出现舌的一些细微变化,如舌心见裂纹的、苔白滑而光亮无津的,都是津伤的征兆,治疗时不可用香燥之品再伤其津。

6.《辨舌指南·胀癥》中有"舌色白滑、黑滑者,多由水气浸淫者,宜通阳利水"。即不论苔色黑白,凡见滑苔,皆为阳虚,水湿为患。

7.清代汪宏的《望诊遵经》中说:"夫肾主津液,内溉脏腑,经系舌本,外应病症,故察津液之多少,可知肾气之盛衰,察津之滑涩,可知病气之寒热,由是而言,有因外寒而滑者,有因内寒而滑者,有因虚热而涩者,有因实热而涩者,诸书谓舌上白苔而腻滑,咳逆短气者,痰饮也。咳而口中有津液,舌上苔滑者,肺寒也。"临证务必详辨,才能准确判断。

(三)燥苔、糙苔、糙裂苔

【舌象特征】

舌苔望之干燥,扪之无津,甚则舌苔干裂,称为干燥苔,其轻者为干苔(图3.26),重者为燥苔(图3.27),说明津伤程度的不同。苔质颗粒粗糙,扪之糙手,称为糙苔(图3.28);若质地板硬,有干燥裂纹,称为糙裂苔(图3.29)。

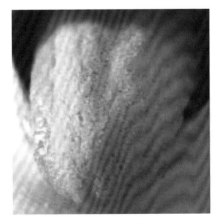

图3.26 干苔

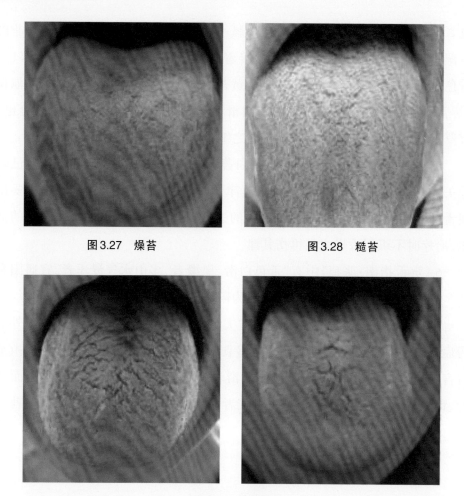

图3.27　燥苔　　　　　　　　　　图3.28　糙苔

图3.29　糙裂苔

【临床意义】

燥苔大多提示：①体内津液已伤；②津液气化或输布障碍，其中有阳虚气不布津和阳气被阴邪（痰饮、水湿、瘀血）所阻之别；③误用燥药而致者。燥苔、糙苔、糙裂苔，都是由于热重津伤或津失输布，只是程度不同而已。糙苔与糙裂苔说明津伤更甚，由燥苔进一步发展而成。

【相类舌象】

其形成原因主要有以下几种情况：

1.如高热、大汗、吐泻后致使体内津液丧失过多，舌失濡润而现干燥之象。高热者多兼见舌红或绛、苔黄或褐（图3.30）；若苔黑燥裂起刺，为热极阴竭(图3.31)。

　　2.濡润舌而见燥苔,多为阳气为阴邪(痰饮、水湿、瘀血等)所阻、不能蒸化津液所致。如腻干苔(图3.32),多属气化功能及津液输布障碍。

　　3.因阳虚、气化不行而致津不上承,所谓气不布津。《伤寒论本旨》有:"干燥者,阳气虚,不能化津上润也"的说法。其舌多淡(图3.33)。以上两

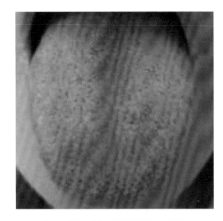

图3.30　舌红绛苔黄而干燥

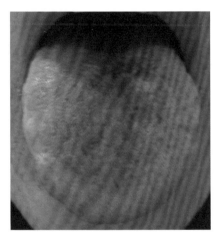

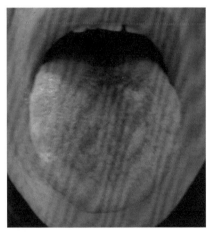

图3.31　苔黑燥裂起刺

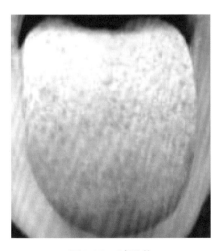

图3.32　腻干苔

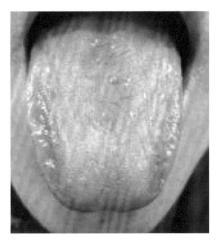

图3.33　舌淡苔燥

者均为津液失于输布而形成的燥苔，但一虚（图3.33）一实（图3.32），治当有别。

4.舌体瘦薄，无苔或苔少而干（图3.34），属阴液亏耗，舌失濡润。《辨舌指南》中指出："舌无苔而干燥者，肾脏不足，津液虚极也。"或为过服温燥药物等耗伤津液、舌体失于濡养而致。

5.若舌苔干结，津液全无，为糙干苔（图3.35），甚者为糙裂苔，多见于热盛伤津之重证。

6.津伤更甚者为糙裂苔（图3.36）。

7.苔质粗糙而不干者（图3.37），多为秽浊之邪盘踞中焦。

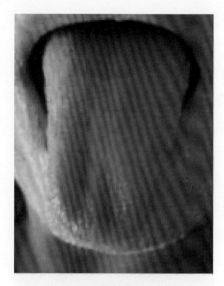

图3.34　舌瘦薄苔少而干

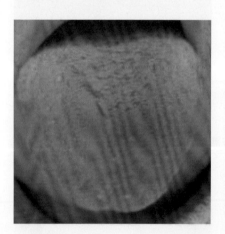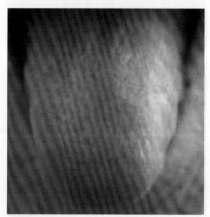

图3.35　糙干苔

【治疗原则】

因热盛津伤而致燥苔者，宜清热生津；属气虚、阳虚而致气不布津者，宜益气助阳；因痰饮、水湿所阻而致津失输布者，宜温化水饮、宣畅气机；阴虚舌干者，宜养阴润燥。

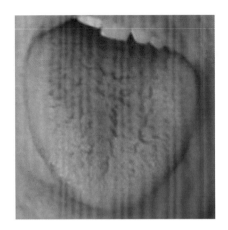 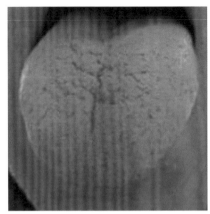

图3.36　糙裂苔

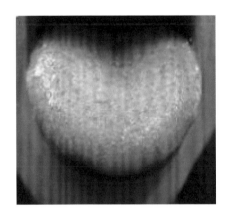

图3.37　苔质粗糙而不干

【按语】

1.特殊情况下,有湿邪苔反燥而热邪苔反润者。

清代刘恒瑞的《察舌辨症新法》:"湿症舌润,热症舌燥,此理之常也。然亦有湿邪传入气分,气不化津而反燥者;热症传入血分舌反润者;亦有误用燥药,津液被劫,逼迫而上,胃阴不能下济,舌反润者。"此段是说:湿邪苔反燥者多因湿邪传入气分,湿阻而津不上承故苔反燥;热邪苔反润,多因热邪传入血分,阳邪入阴,蒸动阴营上潮于舌,则舌苔反润。说明形成舌苔润燥滑糙的机理不是单一的。临证宜详加辨识,才能做到治疗准确无误。

2.曹炳章的《辨舌指南·辨舌之津液》曰:"考察津液之润燥,可知胃气之盛衰;察津液之滑涩,可知病气之寒热。其他如腐腻可辨津液与湿浊糙黏,可辨秽浊与痰涎。此四者为察津液之要纲。"可谓提纲挈领。他又说:"滋润者其常,燥涩者其变,润泽为津液未伤,燥涩为津液已耗。湿症舌润,热症舌燥,此理之常也。舌色红润属表、属阴、属寒、属虚。舌燥有苔属里、属阳、属热、属实。无论润燥,大抵有苔垢者,湿病为多;无苔垢者,热病为多。"示后人以辨证之规律。

3.动态分析:舌苔由润变燥,标示热重津伤或津失输布;若舌苔由燥转润,说明热退津复或痰饮水湿之邪渐化。

病例1　舌苔由润变燥(图3.38和图3.39)为病进。

病例2　舌苔由燥变润(图3.40和图3.41)为病退。

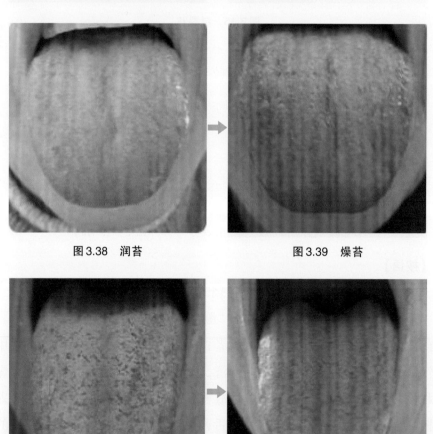

图3.38　润苔　　　　　　　　　　　图3.39　燥苔

图3.40　燥苔　　　　　　　　　　　图3.41　润苔

4.有关燥苔相类舌象的治疗,应根据兼证的不同而采用相应的方药。

(1)火热耗津者,必伴舌红苍老,治用白虎汤清热生津,如津气两伤,则用白虎加人参汤清热益气生津。

(2)阴液亏耗者多伴舌体瘦小,治用增液汤滋阴润燥。

(3)阳虚气不能化津者,舌多淡白,口渴而不欲饮,治用五苓散、真武汤温阳化气利水。

(4)糙苔多属热盛伤津之重证,外感燥邪者宜用清燥救肺汤清燥润肺,养阴益气生津;热入营分者,宜用清营汤清营养阴解毒,透热转气。

(5)糙裂苔多属津伤已极,宜用清燥养营汤、承气养营汤。

(6)舌苔粗糙白厚而不干者,秽浊之邪盘踞中焦,宜用三仁汤、甘露消毒丹利湿化浊,清热解毒,或者达原饮开达膜原,辟秽化浊。

5.曹炳章的《辨舌指南·滑涩》中说:"滑者津足,扪之而湿;涩者津乏,扪之且涩。滑为寒,寒有上下内外之分;涩为热,热有表里虚实之辨。滑苔者,主寒主湿也。有因外寒而滑者,有因内寒而滑者。"

6.清代王孟英的《温热经纬·叶香岩外感温热篇》中曰:"胃中水谷,由阳气化生津液,故阳虚而寒者,无津液上升;停饮于胃,遏其阳气,亦无津液上升,而皆燥渴。仲景已备论之。"明确燥渴之成因有阳虚和饮停之别,临证务必明辨。

7.清代王孟英的《温热经纬》中有:"有初起舌干而脉滑、脘闷者,乃痰阻于中而液不上潮,未可率投补益也。"

8.清代梁玉瑜的《舌鉴辨正》说:"红嫩无津舌,全舌鲜红,柔嫩而无津液,望之似润而实燥涸者,乃阴虚火旺也。"结合舌质论,临证务必仔细观察。

9.清代章虚谷的《伤寒论本旨》中有:"干燥者,邪热伤津也。"又说:"干燥者,阳气虚,不能化津上润也。"此两句提醒医者,临床必须明辨产生舌燥的两种病机。因热盛津伤而致的燥苔,多伴见口渴引饮;因阳虚或因痰饮水湿所阻而致的燥苔,多伴见口虽干而不渴,或渴而不欲饮,或渴喜热饮,舌质多呈淡白而不红绛。鉴别之处在于:热盛者,舌色红绛;阳虚者,舌淡白。治则亦迥然不同:热盛者宜清热生津;阳虚者宜温阳、助阳。不得以"燥"为由,不辨形成的机制而施以养阴之法,或随意添加养阴之品。这是违背中医辨证论治的治疗原则的。

10.《辨舌指南·润燥》中有:"凡干燥之舌,皆属热毒亢甚,胃阴欲竭之势,切忌温燥淡渗伤阴之品,必须以存津为先。"这主要是指热盛伤阴的一种情况。若是阳虚所致的舌燥,反而应该用温阳、宣通渗利之品以宣通气机,使津液得以输布。临证务必深究、明辨,而不可不辨阴阳虚实,轻率用药。

三、腻苔、腐苔

苔之腐腻,是舌苔质地的改变,指苔质颗粒大小和疏密度的变化。察苔之腻腐,可测知阳气与湿浊的消长。

(一)腻苔

【舌象特征】

苔质颗粒细腻致密,融合成片,中间厚,边缘薄,紧贴于舌面,揩之不去,刮之不易脱落,或舌质上面罩一层油腻状苔垢者,称为腻苔(图3.42)。若颗粒紧密胶黏,上面罩一层稠厚黏液者,为黏腻苔(图3.43);腻苔湿润滑利者,为

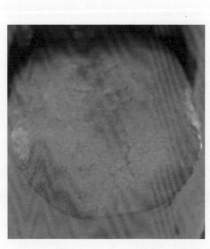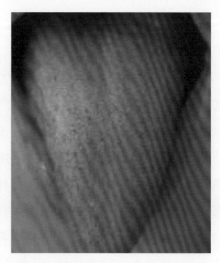

图3.42　腻苔(左:偏润。右:腻干)

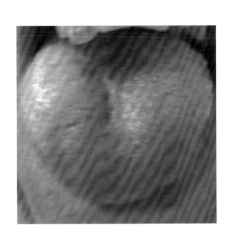

图3.43 黏腻苔

滑腻苔（图3.44）；舌苔腻而垢浊者，称为垢腻苔，也称作"垢苔"或"浊苔"（图3.45）；腻苔干燥少津，为燥腻苔（图3.46）。

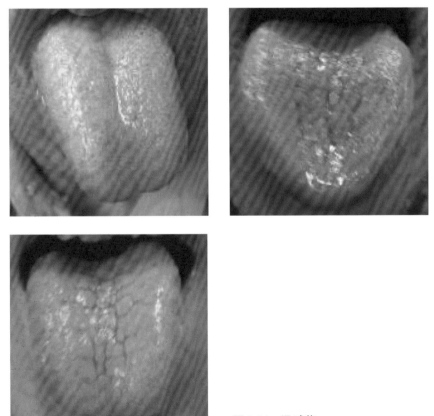

图3.44 滑腻苔

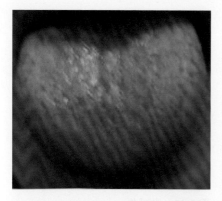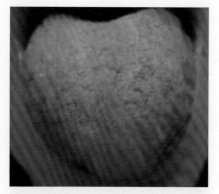

图 3.45　垢浊腻苔

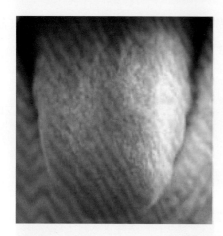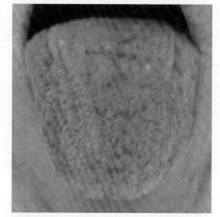

图 3.46　燥腻苔

总之,凡属腻苔者均具有苔质细腻板滞、苔根牢着、不易脱落的特点。

【临床意义】

腻苔主湿浊、痰饮、食积、疫邪等,多因湿浊内蕴或阳气被阴邪所遏,气机阻滞,浊气上泛舌面而致。湿疫中常出现腻苔。

【相类舌象】

1.舌苔薄腻或腻而不板滞者,为食积或脾虚湿困、阻滞气机(图3.47)。

2.苔白腻不燥、自觉胸闷是脾虚湿重(图3.48)。

3.苔白腻而滑者,为痰浊、寒湿内阻,阳气被遏,气机阻滞(图3.44和图3.49)。

4.苔厚腻白如积粉者,多为时邪夹湿,自里而发(图3.50)。

5.苔黏腻而厚,口中发甜,是由脾胃湿热,邪聚上泛所致(图3.51)。

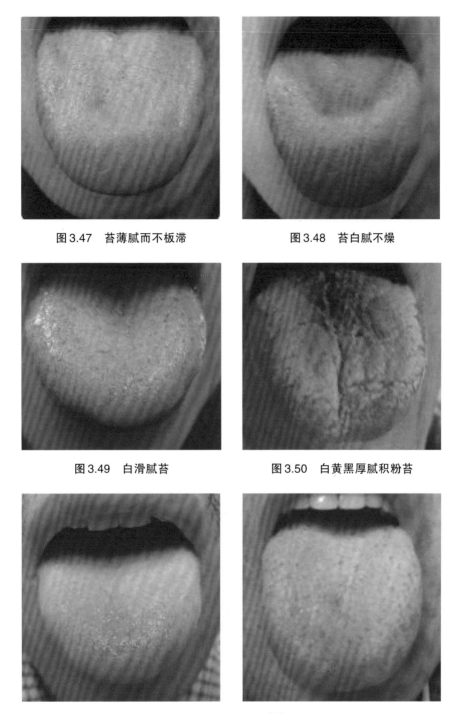

图 3.47 苔薄腻而不板滞　　　　图 3.48 苔白腻不燥

图 3.49 白滑腻苔　　　　图 3.50 白黄黑厚腻积粉苔

图 3.51 白厚黏腻苔

若痰湿、浊邪化热时,则多从苔色上反映出来。

6.苔黄厚腻,多为痰热、湿热、暑湿、湿温、食滞,以及湿痰内结、腑气不利等(图3.52)。

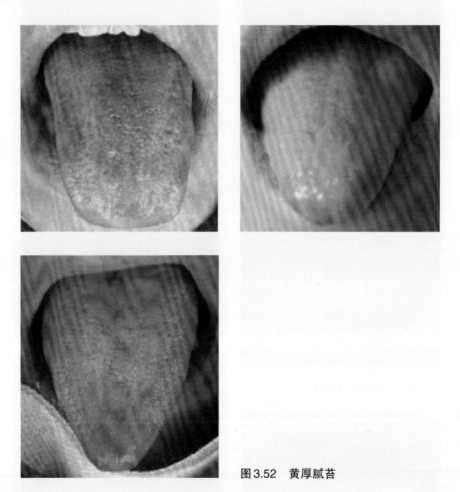

图3.52　黄厚腻苔

【治疗原则】

湿浊内蕴者,当用祛湿的方法,据证而采用芳香化湿、苦温燥湿、苦寒燥湿、淡渗利湿等法。阳气被阴邪所遏者,应用通阳的方法。属寒湿的宜温阳散寒;属湿热者宜清热祛湿。清代医家薛生白对湿热相互裹结致病,尤其是湿温的治疗,根据"热得湿而愈炽,湿得热而愈横"的病理特点,提出"湿热两分,其病轻而缓;湿热两合,其病重而速",确立"分解湿热"是总的治疗原则。

然后权衡湿热轻重而辨证施治,重在宣通三焦气机。叶天士对因湿邪阻遏阳气的病症更指出"通阳"的办法,即采用宣通的方法祛除湿邪,使被阻遏的阳气恢复正常运化功能,具体有"气化则湿化""通阳不在温,而在利小便""分消走泄"等方法。

【按语】

根据腻苔治疗原则所提及的湿热的治疗是有难度的,比较讲究配伍,尤其是阳气被湿邪所阻遏的,万万不可一见热便用苦寒、一见湿便用燥药来处理。临床常见诊断是正确的,然而,由于用药不当、欠章法,而迟迟不能取得应有的效果。因此,针对湿热的治疗原则赘言几句。

1.舌苔白腻满布,厚如积粉,板贴不松,邪在气分。当分别湿多、热多。湿多者,宜用辛开淡渗法,五苓散、二陈汤、平胃散均可加减应用。如湿郁化热,湿热互结,舌苔黄腻,宜苦辛通降,佐以淡渗,如小陷胸汤、半夏泻心汤、黄芩滑石汤、杏仁滑石汤、黄连温胆汤,均可选用。

2.《温热论》有:"若舌上苔如碱者,胃中宿滞挟浊秽郁伏,当急急开泄,否则闭结中焦,不能从膜原达出矣。"此苔自苔白黏腻转化而来,是病情加深的明证。当用开泄之法,使中焦通畅,化湿去浊,从膜原外达,如加减正气散加槟榔、大黄、枳实等。临证当首先辨明病机的转化特点而施治。

3.湿热相合,尤其是湿温为病,热在湿中,湿处热外,湿热相互裹结,如油入面,难分难解。治疗颇感棘手。如湿温初起,湿邪偏盛,日久湿中蕴热,湿遏热伏,此时治疗用苦寒易遏伏湿邪,用苦温燥湿则助热。这是解决清热与祛湿矛盾的一大难题。由于湿阻热郁,热以湿为依附,湿不去则热不清,湿去则热势孤立而易清除,因此湿是矛盾的主要方面,故分解湿热应首先着眼于湿,以祛湿为先。但清热也不可忽视,掌握祛湿与清热的法度,在于权衡湿热轻重、分清主次而辨证用药。

(1)湿重热轻者,以祛湿为主。治宜芳香辛散,以透邪外出。适用于湿热秽浊郁伏膜原,阻遏阳气之证。薛白生仿达原饮,用柴胡、槟榔、草果、苍术、厚朴、半夏、六一散等辛开芳化,苦温燥湿之品,共奏宣透膜原湿浊之效。

(2)湿热并重者,宜祛湿、清热并举,并着重祛湿。如湿渐化热者,治宜利湿泄热。湿热参半之证,宜辛泄佐清热。正如杨照藜所指出"一见湿开化热,便即转手清热",恐辛开燥湿之品促湿化燥而变证丛生,同时,又恐寒凉凝滞气机,故慎用苦寒。务要做到祛湿而不助热,清热而不碍湿。

(3)热重而湿轻者,以清热为主,辅以祛湿的方法。在祛湿与清热方面,不可因湿病而妄用温燥,也不可因热邪而妄用苦寒。务在权衡湿热的轻重而选药。

4.祛湿的关键是宣畅三焦气机。

薛生白指出:"湿多热少,则蒙上流下,当三焦分治。湿热俱多,则下闭上壅,而三焦俱困矣。"说明不论湿重、热重、湿热并重,均有阻碍三焦气机的病理。三焦受阻气机不畅,则水液运行障碍,湿必不去。因此,祛湿务必宣畅三焦气机,气机通则三焦畅,自能湿去热清。

首先开上启下,气贵流通。肺主一身之气,为气化之先。又主通调水道,辛开宣通肺气即开上启下"使上焦得通,津液得下也"。薛氏主张"用极轻清之品,以宣上焦阳气";对浊邪蒙闭上焦,以栀、豉、枳、桔,轻开上焦之气,使气化则湿化。若是三焦湿邪弥漫之证,薛氏常佐以轻苦微辛宣肺之品,如杏仁、桔梗、枳壳等,取其流动气机之长。湿流下焦,也宜"开泄中上,源清则流自洁"。清代王孟英有"气化则湿化"的说法,故有行气化湿的说法。清代吴鞠通的《温病条辨》中之三仁汤,方中杏仁宣开肺气,肺气肃降则水道通利,利于湿邪的清除,白蔻宣畅中焦脾胃气机,薏仁渗利下焦水湿,厚朴、半夏苦温燥湿。全方疏通三焦气机而化湿邪,是治疗湿热内蕴、三焦气机不利和湿温初起的鼻祖方。宣畅三焦,当先调理脾胃气机。薛氏曰:"病在中焦气分,故多开中焦气分之药。"以上湿重、湿热并重、热重之用辛开、芳化、燥湿、清热、攻下诸法,其旨皆在使脾胃气机通畅,达到气开、湿透、热清的目的。最后渗利下焦,导湿外出。湿在下焦,薛氏指出:"独以分利为治。"务使湿从小便而出。此法不但用于邪在下焦,湿在肌表、中焦也都用之。所谓"治湿不利小便,非其治也",实际上也是"给邪以出路"因势利导的方法。

5.叶天士之"分消走泄"治法,适用于湿热郁阻三焦之证,其病机以湿邪为主,呈湿热裹结,热蕴于湿中,导致三焦气化失权、水道不通,以致温邪兼挟痰湿内停。其症状有寒热往来、胸腹胀满、苔腻、脉滑、发热以午后明显等湿阻之象。治疗应从上、中、下三部泄化湿浊之邪。所谓"分消走泄"，是指用开上、宣中、渗下的药物(辛平甘苦之品)，从上、中、下三部消散痰饮水湿之邪。所谓"走泄"，是指宣通气机之郁滞而泄化痰湿(分消上下，宣气化湿)。如用杏仁开上、厚朴宣中、茯苓导下，温胆汤、蒿芩清胆汤等即此意。

6.清代石寿棠的《医原·望病须察神气论》中说："舌苔白腻不燥，自觉闷极，属脾湿重，宜加减正气散、三仁汤之类……辛淡开化，芳香逐秽。"

7.清代石寿棠的《医原·湿气论》曰："……其见证也，面色混浊如油腻，口气浊腻不知味，或生甜水，舌苔白腻，膜原邪重则舌苔满布，厚如积粉，板贴不松，脉息模糊不清……邪在气分，即当分别湿多热多。……治法总以轻开肺气为主，肺主一身之气，气化则湿自化，即有兼邪，亦与之俱化。湿气弥漫，本无形质，宜用体轻而味辛淡者治之，辛如杏仁、蔻仁、半夏、厚朴、藿梗，淡如苡仁、通草、茯苓、猪苓、泽泻之类。启上闸，开支河，导湿下行以为出路。湿去气通，布津于外，自然汗解。"

石氏又说："其化热也，气分邪热，郁遏灼津，尚未传入血分，面色红黄黑混，口气秽浊，舌苔黄腻，舌之边尖红紫欠津，或底白罩黄，混浊不清，重者厚而且满，板贴不松，脉息数滞不调，神烦口渴。湿邪化热，多见此象;湿热合邪病温，初起时亦见此象。宜用辛凉淡法，加以微苦，如连翘、山栀之类，或加姜水炒木通之苦辛，内通外达，表里两彻，以冀汗解。"

8.《温热经纬·叶香岩外感温热篇》曰："舌上白苔黏腻，吐出浊厚涎沫，口必甜味也，为脾瘅病，乃湿热气聚与谷气相搏，土有余也，盈满则上泛。当用佩兰叶芳香辛散以逐之则退。若舌上苔如碱者，胃中宿滞挟浊秽郁伏，当急急开泄，否则闭结中焦，不能从膜原达出矣。"

9.清代章虚谷说："凡表里之气，莫不由三焦升降出入，而水道由三焦而行，故邪初入三焦，或胸胁满闷，或小便不利，此当展其气机，虽温邪不可用寒凉遏之，如杏、朴、温胆之类，辛平甘苦以利升降而转气机……不明此理，一闻温病之名，即乱投寒凉，反使表邪内闭，其热更甚，于是愈治而病愈重，至死而不悟其所以然，良可慨也。"

10.王孟英说:"章氏此释,于理颇通,然于病情尚有未协也。其所云分消上下之势者,以杏仁开上,厚朴宣中,茯苓导下,似指湿温,或其人素有痰饮者而言,故温胆汤亦可用也。"

(二)腐苔

【舌象特征】

苔质颗粒粗大而疏松,如豆腐渣堆铺舌面,边中皆厚,揩之可去的称为"腐苔"(图3.53)。腐苔是一种比较厚的苔。若苔上黏厚一层,有如疮脓,则称"脓腐苔"(图3.54)。若舌上生糜点如饭粒,或满舌白糜形似凝乳,厚薄不一,轻者仅见于舌的一部分,重者满舌皆是,甚则漫延至舌下或口腔其他部

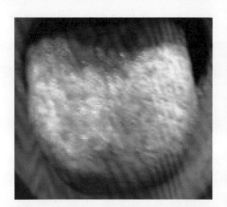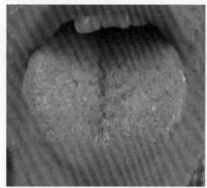

图3.53   腐苔

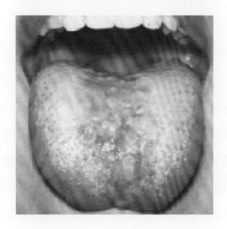

图3.54   脓腐苔

位,揩之可去,旋即复生,称"霉苔"或"霉腐苔"(图3.55)。凡属腐苔者,皆具有苔质疏松而厚、容易刮去的特点。

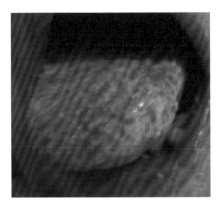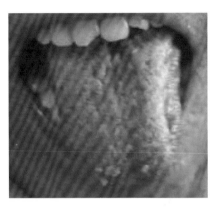

图3.55 霉苔

【临床意义】

腐苔主痰浊、食积为患。腐苔的形成,多因阳热有余、蒸腾胃中腐浊之邪上泛,聚积于舌面而成。故有"厚腐之苔无寒证"的说法。

【相类舌象】

1.无根苔(图3.56):若病中,舌苔由板滞不宣而化腐,由腐渐退,渐生薄白新苔,此为正胜邪退之象;多因久病胃气匮乏,不能续生新苔,已生之苔不能与胃气相通,渐渐脱离舌体,浮于舌面而成。无根苔是病重的征象。

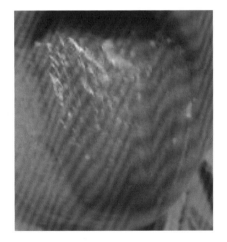

图3.56 无根苔

2.脓腐苔:多见于内痈(肺痈、胃痈、肝痈、肠痈)或邪毒内结,是邪盛病重的表现。

3.霉苔:多因气阴两虚、湿邪内踞、虚热与湿毒蕴郁熏蒸上泛而成。多见于湿热秽浊之邪泛滥的危重病者。

【治疗原则】

腐苔的治疗以祛湿清热,化痰降浊为主。清代刘恒瑞在《察舌辨症新法》中指出宜"清降导下"。若胃气衰败者,应加益胃之品;气阴两虚者,加补益气阴等扶正之品。

【按语】

1.腐苔与腻苔不同(表3.1)。

表3.1　腐苔与腻苔对比

苔象	腐苔	腻苔
形态	厚而疏松,颗粒大,易剥脱。苔质粗大,根底光滑	颗粒细小致密,紧贴舌面。舌面罩黏液苔质细腻板滞,苔根牢着
机制	阳热有余,蒸发胃中腐浊之气上升而成。多见于内痈。有厚腐苔无寒证之说	阳气被阴邪所抑。见于湿浊、痰饮、食积、瘀血、顽痰。为脾胃湿浊之气合胃气上蒸所致
治疗原则	宜清降导下。忌温燥宣化,尤忌发表	宜宣化

2.清代曹炳章的《辨舌指南》说:"腐者无迹,揩之即去,为正气将欲化邪;腻者有形,揩之不去,为秽浊盘踞中宫。"可谓言简意赅。

曹氏又说:"厚腐虽由胃中腐浊上泛,然尤有脓腐、霉腐之别。如舌上生脓腐苔,白带淡红,黏厚如疮脓,凡内痈多见此苔。肺痈及下疳、结毒多白腐,胃痈多黄腐,肝痈多灰紫腐。"

《辨舌指南》还有:"凡黄苔有质地而起浊腐而黏者,邪已结里,黄浊愈甚,则入里愈深,热邪愈结,焦黄则热甚,宜下之。平人舌上有黏黑苔垢,拭之不净,经久不退,且口甜气秽,便是胃脘发痈之候,宜凉膈散下之。"

3.《辨舌指南》还认为:"若霉腐满舌,生白衣为霉苔,或生糜点如饭子样,谓之口糜,此由胃体腐败,津液悉化为浊腐,蒸腾而上,循食道上泛于咽喉,继则满舌,直至唇齿,上下腭皆有糜点,其病必不治也。"

4.清代石寿棠的《医原》指出:"此因胃肾阴虚,中无砥柱,湿热用事,混合熏蒸,证属不治。""其轻者,仅见舌之局部,是正虚邪盛之候,其重者是津液悉化腐浊,病情严重,预后不良。"

对霉苔的形成原因,综合以上两条,是正虚邪盛之候,其根于胃肾阴虚,起于湿毒。

5.陈泽霖、贝润浦所著的《舌苔与疾病》中有:"霉苔多因体弱,或过量应用激素、免疫抑制剂,以及广谱抗生素等,导致机体免疫功能低下、抵抗力极差、菌群失调、霉菌乘机生长繁殖所致。此苔一般先见于舌的一部分,接着可蔓延至全舌或整个口腔。病情大多严重。"可见,霉苔对霉菌病的诊断有重要价值。

6.费兆馥的《望舌识病图谱》中说,白霉苔是由霉菌感染所致。为气阴两伤,湿热秽浊泛滥。在机体免疫功能极度衰弱的情况下,如多种抗生素长时间合用,体内尤其肠道的菌群紊乱;长期使用免疫抑制剂,人体免疫功能损伤,导致霉菌生长。霉菌的感染可以迅速蔓延到全身黏膜及脏腑组织。……当苔上出现霉点时,应及时停用抗生素,及时服用养阴生津合芳香化湿之品,以扶正和祛邪并举,有相辅相成之功。

7.刘恒瑞的《察舌辨症新法》中指出:"厚腐与厚腻不同,腐者如腐渣,如腐筋,如豆腐堆铺者,其边厚为阳有余,能鼓胃中腐化浊气上升,故有此象。若厚腻则中心稍厚,其边则薄,无毛孔,无颗粒,如以光滑之物刮一过者,此为厚腻,为阳气被阴邪所抑,必有湿浊、痰饮、食积、瘀血、顽痰为病,宜宣化。一为阳气有余,一为阳气被抑。差之毫厘,失之千里。可不慎哉。"此段从形态及病理上阐释了腐苔与腻苔的区别,告诫医者务必明辨。

8.《察舌辨症新法·厚腐之苔无寒症辨》中指出:"厚腐之苔无寒症,胃阳上蒸,浊气上达,故苔腐厚。忌用温燥宣化之剂,尤忌发表,此宜清降导下。或中有直槽,气虚不能运化之故,宜补气,不得因苔色尚白,而温表之、宣燥之。犯之必变灰暗,切宜猛省。"

9.对于霉苔的治疗,王赤兵在《中医舌诊学》中根据其病理制定了养阴清热、利湿解毒的法则,用甘露消毒丹加减(二地、石斛、麦冬、枳壳、茵陈、银花藤、玄参、甘草),可作为临证参考。

总之,腻苔多属阳气被阴邪所遏,为寒湿夹痰或为湿热夹痰;腐苔多为阳热有余;霉苔则提示正气衰败,多属危候。其是津液悉化腐浊,正虚邪盛之候,病情严重,预后不良。一般多见于重危患者或营养不良的小儿。

四、剥苔、类剥苔

【舌象特征】

舌苔忽然全部或部分脱落,剥落处舌面光滑无苔,可见舌质者,称为剥苔(图3.57)。根据舌苔剥落部位和范围大小的不同,临床分以下几类:

舌前部苔剥落者,称为前剥苔(图3.58);舌中部苔剥落者称中剥苔(图3.59);舌根部苔剥者称根剥苔(图3.60);舌苔多处剥落,舌面仅斑斑驳驳残存部分舌苔者,称花剥苔(图3.61);舌苔剥落殆尽,舌面光洁如镜者称镜面舌(图3.62),亦称光莹苔、光剥苔、光滑舌。

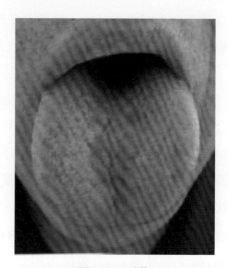

图3.57　剥苔

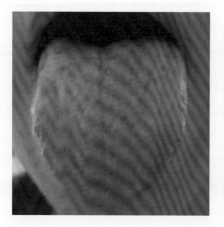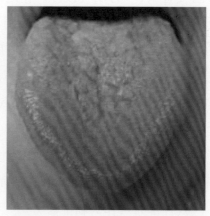

图3.58　前剥苔

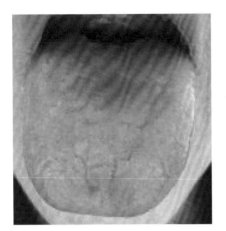
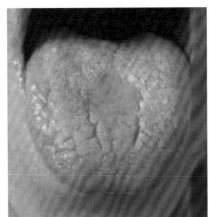

图 3.59 中剥苔

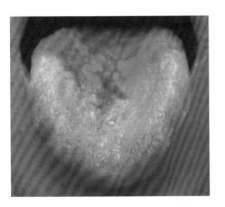
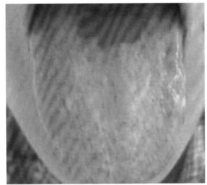

图 3.60 根剥苔

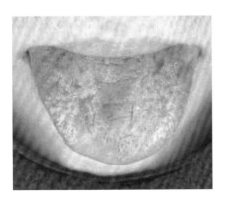

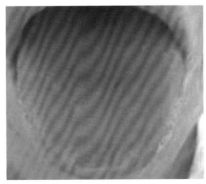

图 3.61 花剥苔 图 3.62 镜面舌

　　舌苔不规则地脱落,边缘凸起,界限清楚,形似地图,剥落部位不固定,时有转移者,称地图舌(图3.63)。舌苔剥落处舌面不光滑,仍有新生苔质颗粒可见者,称类剥苔(图3.64)。若苔质干燥、粗糙、出现裂纹者,为中剥糙裂苔(图3.65)。

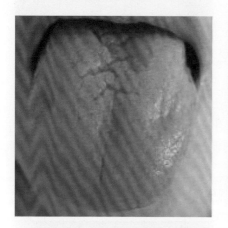
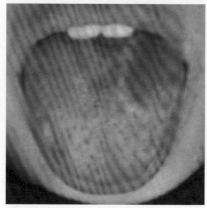

图 3.63　地图舌

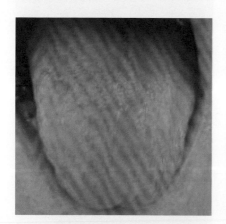
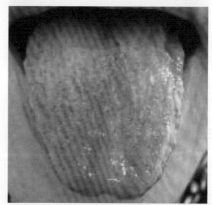

图 3.64　类剥苔

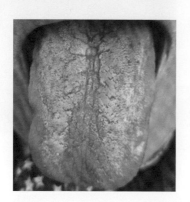

图 3.65　中剥糙裂苔

【临床意义】

观察舌苔剥落的情况,可测知胃气、胃阴的存亡,以判断疾病的预后。剥苔一般主胃气匮乏、胃阴枯涸或气血两虚,因胃气亏损不能上熏于舌或胃阴亏耗不能上潮于舌所致。剥苔是全身虚弱的一种征象。亦可兼见湿浊、痰饮、瘀血停滞,以热性病后期多见。类剥苔主久病气阴两虚、气血不续。

【相类舌象】

1.舌红苔剥(图3.66)多为阴虚。

2.舌淡苔剥(图3.67)或类剥苔(图3.64),多为血虚或气血两虚、久病气血不续。

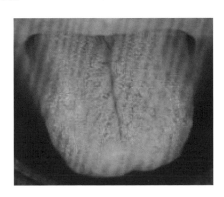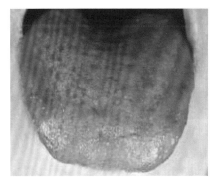

图3.66 舌红苔剥

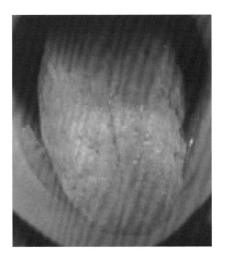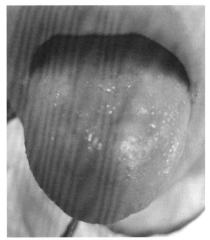

图3.67 舌淡苔剥

3.花剥苔(图3.61和图3.68)多见于邪实阴虚之证。若见中剥糙裂苔(图3.65),说明热盛津伤,是实证的象征。

4.镜面舌多见于重病阶段,是剥苔中最严重的一种。镜面舌色红者(图3.62),为胃阴干涸,胃无生发之气;舌色㿠白如镜、毫无血色者(图3.69),主营血大亏,阳气将脱,病危难治。

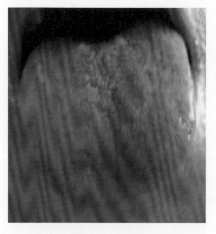

图3.68　花剥苔

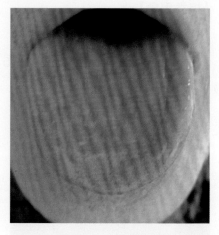

图3.69　㿠白镜面舌

5.舌苔部分脱落,未剥落处仍有腻苔或滑苔者(图3.70),多为正气已虚,湿浊之邪未化,病情较为复杂。需结合余苔的特点进行辨证分析,如邱骏声的《国医舌诊学》中有"舌中剥蚀,边有腻苔者,湿痰蕴积也"的论述。

6.地图舌(图3.63)多见于儿童,与阴虚体质有关。

辨舌苔的剥落应与先天性剥苔加以区别。先天性剥苔是生来就有的剥苔,其部位在舌面中央人字沟

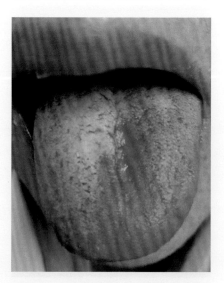

图3.70　苔部分脱落,未脱落处有腻苔

之前,多呈菱形,又称"菱形舌",多因先天所致,多不具有临床意义。有研究报道,儿童出现先天性剥苔的比例较其他年龄段人群高,且年龄越小,出现率越高。

【治疗原则】

剥苔总以扶养胃气、滋养胃阴为要。剥苔属阴虚者宜滋阴,属气血亏者宜补益气血。兼见湿浊内停者,宜化湿降浊。

【按语】

1.剥苔范围的大小,往往与气阴或气血亏损的程度有关。舌苔剥落范围小者多提示病轻,舌苔剥落范围大者或舌光无苔者多提示病重。剥苔部位多与舌面脏腑的相应病变有关,例如,前剥苔多为心肺阴虚,临床见心悸,属于心阴不足者多见此苔;中剥苔多为脾胃亏虚,萎缩性胃炎患者多见;根剥苔多为肾阴耗损所致。"鸡心苔"主气血不足、阴血尤虚。

2.根据病机不同,剥苔分为胃阴虚舌剥、气阴两虚舌剥。

(1)胃阴虚舌剥多见于外感热病后期,余热不清,耗伤胃阴;或久病阴液亏损,胃失阴液的滋养濡润,而致舌苔剥落,甚则胃阴枯竭而出现镜面舌,病属危重,治宜滋养胃阴,可选益胃汤、沙参麦冬汤等方。

(2)气阴两虚舌剥大多因外感热病后期,热邪久恋,伤阴耗气,导致气阴两虚;或汗出过多,津气耗伤,久病气阴俱伤而致舌苔剥落,治宜补气养阴,可用生脉散等方。

3.剥苔形成有因误治而致的。有如清代刘恒瑞《察舌辨症新法》所说:苔"若骤然退去,不复生新苔,或如驳去,斑斑驳驳,存留如豆腐屑铺舌上,东一点,西一点,散离而不连续,皆逆象也。皆因误用攻伐消导之剂,或误表之故,胃气胃汁俱被伤残,故有此候"。临证当予明辨,治疗方不至误。

4.清代曹炳章的《辨舌指南·辨舌之苔垢·化退》指出:"舌苔忽剥蚀而糙干为阴虚,剥蚀边仍有腻苔为痰湿。"临证时当予明辨。阴虚者应滋养肝肾之阴,痰湿者治以利湿化痰行气。

5.镜面舌为剥苔之重者,见于危重证候。临床不可将无苔均做阴虚论治,

《察舌辨症新法》中有云："舌上无苔,质光如镜,为胃阴胃阳两伤……亦有顽痰胶滞胃中……皆有此候。须以脉诊参断。前症完谷阴阳伤,脉必细涩;后症痰滞,脉必洪滑而大。"其是参以脉象做出判断。同时应结合舌体(神色形态)的变化,综合判断。镜面舌红或绛者多为热盛伤津致阴虚干涸,胃无生发之气(图3.62);舌色㿠白如镜,毫无血色者,多为营血大亏,阳气将脱的危重证候(图3.69)。对顽痰胶滞胃中出现剥苔(图3.70)的病情较为复杂,多为正气已亏,痰浊之邪未化。临证必须具体情况具体分析,综合判断,才能准确无误。笔者在临床中见肿瘤合并重症感染危重证者多见此苔。

6.《辨舌指南·察舌辨证之鉴别·虚实》引周澂之云:剥苔"若舌中忽一块如镜,无苔而深红者,此脾胃包络津液太亏,润溉不用也。亦有瘀血在于胃中,无病或病愈而见此苔者,宜疏消瘀积,不得徒滋津液"。其指出剥苔也有因瘀血而致,应采用疏消瘀积的方法。不可囿于阴虚之说而徒滋津液。

7.动态分析:观察舌苔的有无、消长及剥落变化,能测知胃气、胃阴的存亡,也反映邪正盛衰,可判断疾病的预后。

(1)舌苔从全到剥,一般是胃气阴不足、正气渐衰的表现。本处所列(图3.71)为剥苔属湿浊、痰瘀之邪未化,病情较为复杂的　种情况。

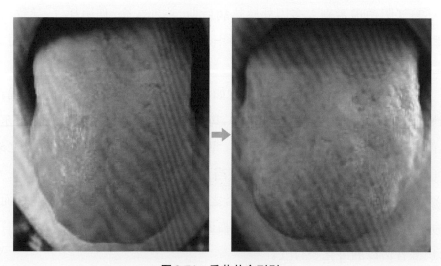

图3.71　舌苔从全到剥

（2）舌苔剥落后，复生薄白之苔，为邪去正胜，胃气渐复的佳兆（图3.72）。

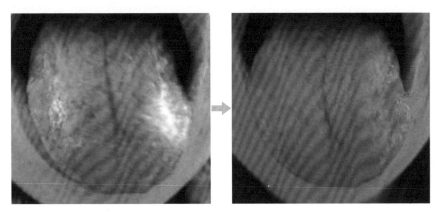

图3.72　舌苔剥落后，复生薄白之苔

但不论舌苔的增长或消退，都以逐渐转变为佳，若舌苔骤退或骤长，都是疾病暴变的征兆。

8.现代医学研究证实，花剥苔与营养不良、免疫功能低下、胃肠功能失调、贫血、缺乏铁剂及B族维生素、过敏体质及精神紧张焦虑等引起舌乳头新陈代谢紊乱的因素有关。部分人出现剥苔或地图舌与遗传因素有关。

五、全苔、偏苔

【舌象特征】

舌苔满布舌面的为全苔（图3.73）；舌苔仅布于舌面之前、后、左、右某一局部的为偏苔（图3.74）。

【临床意义】

察舌苔分布的偏全，可辨病变之所在。病变过程中，全苔一般主邪气散漫，多见于痰湿阻滞之证。舌苔偏于某处，表示该处所分候的脏腑有邪气停聚。

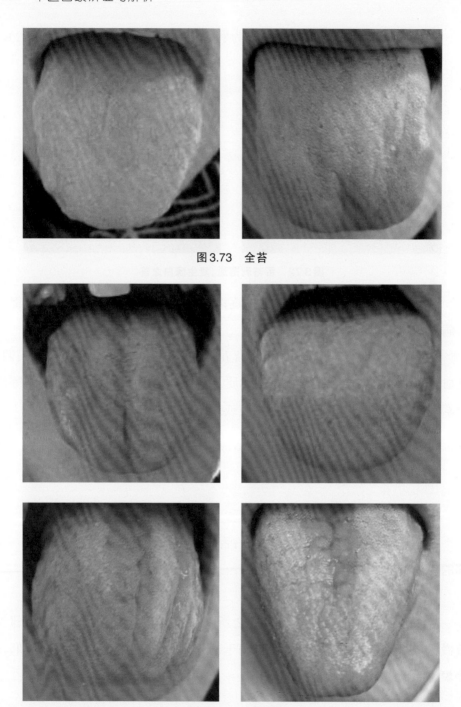

图 3.73   全苔

图 3.74   偏苔

【相类舌象】

苔偏于舌尖部,是邪气入里未深,而胃气却已先伤(图3.75);苔偏于舌根部(图3.76),是邪虽退但胃滞依然,或下焦邪气凝聚未化之征;舌苔仅见于舌

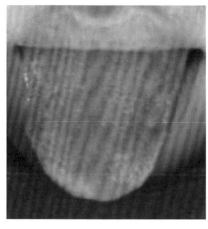

图3.75 苔偏舌尖部

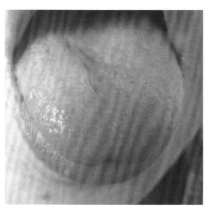
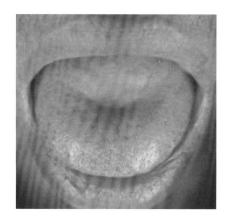

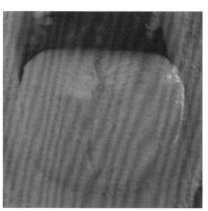

图3.76 苔偏根部

的中部(图 3.77)或苔较厚者,多是痰饮停滞中焦或胃肠积滞;若中根部少苔(图 3.78),是胃阳不能上蒸,肾阴不能上濡,阴精气血皆伤之候;舌苔偏于舌

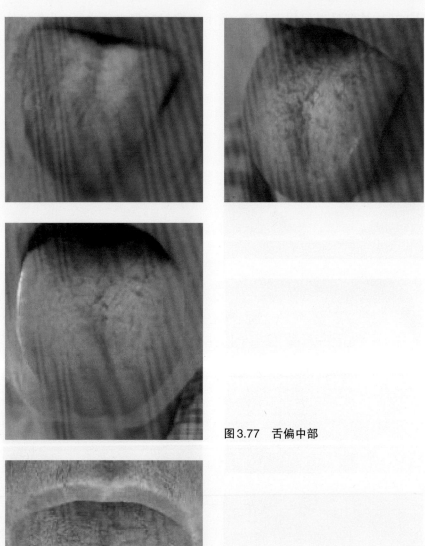

图 3.77　舌偏中部

图 3.78　舌中部少苔

的左或右的一侧（图3.79和图3.80），提示肝胆病变，为邪在半表半里或为肝胆湿热之类的疾患。或苔较厚者，多是痰饮停滞中焦或胃肠积滞。临证应注意偏苔与剥苔的鉴别，偏苔是舌苔分布不匀，偏于某一局部（图3.81），而非剥苔之原有舌苔，而后由于病理，造成苔的剥落（图3.82）。剥落处舌面光滑无苔，

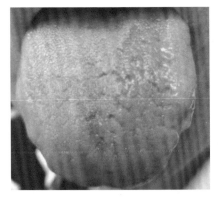

图3.79　偏右侧苔

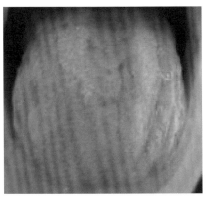

图3.80　偏两侧苔

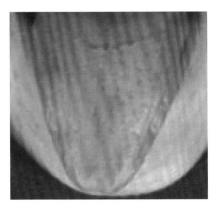

图3.81　偏苔

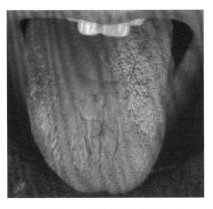

图3.82　剥苔（无根苔）

可见舌质。

【治疗原则】

根据舌苔的分布部位所属脏腑的不同,主病各有不同。应采用相应的方法。苔偏于舌中、根部者,应以消积导滞,消除胃肠积滞为主;兼见腻苔者,兼以化痰涤饮。苔偏左或右一侧者,应和解半表半里或清泄肝胆湿热。

【按语】

1.对于舌苔的分布情况,清代曹炳章的《辨舌指南·辨舌之苔垢·全偏》中有:"全者苔铺满也,为湿痰滞中。偏者其苔半布也,有偏内偏外、偏左偏右之分。凡偏外者,外有苔而内无也,邪虽入里而犹未深也,而胃气先匮;偏内者,内有苔而外无也,里邪虽减,胃滞依然,而肠积尚存,及素有痰饮者亦多此苔。偏左滑者,为脏结证,邪并入脏,最为难治。偏右滑者,为病在肌肉,邪在半表半里。"本条指出了各种偏苔的病理意义。

2.偏内黄腻苔(图3.83):舌的前半部无苔,舌中根部呈黄腻苔,提示痰湿聚于中下焦,应予清利下焦湿热为主。

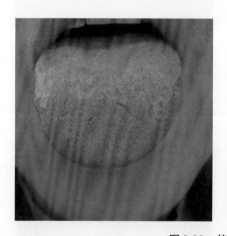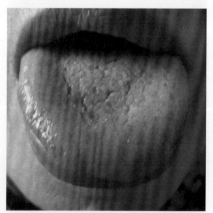

图3.83　偏内黄腻苔

3.清代刘恒瑞《察舌辨症新法·苔色变换吉凶总论》:"更有气聚苔聚,气敛苔敛,气化苔化,气散布,苔亦散布,气凝聚而结,苔亦凝聚而结。气结于一边,苔亦结于一边。故气郁之症,苔边整齐,如石阶之起边线,线内有苔,线外无苔,但红边而已。若气舒化则散布,由密而疏散,则不似斩然齐一之边矣。

故苔有边齐如斩者,气聚也。有积滞抑郁者也。"刘氏对各种偏苔的主病做了详尽的阐释,可资参考。

4.北京中医学院的《中医舌诊》列出:"半截白滑苔:舌苔横分为前后两半,一半有白滑苔,一半则无,是为半截白苔……所谓有苔,即指有白滑苔;所谓无苔,即指苔色基本是正常的。白滑苔仅在外半截,是寒湿邪气尚未去表……白滑苔仅在内半截,只说明寒湿邪气在里,或者滞于下焦。"有关治疗,寒湿在表宜辛温解表;下焦寒湿,治宜温里散寒。此处辨证的关键不在于偏苔,而在于苔滑。偏苔的部位反映了其所在脏腑出现了相应的病变。而出现滑苔,其病理意义应是水湿内聚、寒湿内侵或阳虚不能运化水湿,湿停水聚的表现。因此,其治疗采用温阳散寒的方法乃辨证后的正确选择。至于滑苔出现在舌的前后左右哪个部位的辨证问题,应根据全身症状综合分析加以判断,才会获得准确的诊断。

5.《中医舌诊》还举出:"根黄尖白苔:舌尖部苔薄而白,中部以至后部苔为黄色而较厚;所呈黄色部分,一般都是由白而变黄,由薄而变厚的,为表邪逐渐化热入里之证。《伤寒舌鉴》说:'舌尖白根黄,乃表邪少而里邪多也。'"临床见到表邪未全入里而出现这种舌象时,苔不甚干,犹带几分润泽;若苔干无津、不见恶寒等表证,应诊为表邪化热入里的里热证,应予以辛凉透表、清里泻热之剂。

6.《中医舌诊》还列出了尖黄根白苔,即舌中及根部为薄白苔,唯舌尖呈黄色,为热在上焦之证。治以清解热邪治法。

7.《中医舌诊》有白苔双黄舌,即白苔中央两旁夹两条黄色苔,其余都是薄白苔,是为双黄苔。外感病见此苔,是表邪入里,表犹未罢;治以清热透表;杂病见此苔,是邪热聚于肠胃,肠胃不和之证,应予清涤胃肠。《舌胎统志》谓"白苔两傍黄色,嫩者主寒湿,老者主温热。"强调临床辨证时,尤当注意黄色的深浅老嫩,而确认其病理之寒热。

临床偏苔出现的情况繁多,举不胜举,在《辨舌指南》和《中医舌诊》中都有叙述,在此不再赘述。只要牢牢掌握好各种舌象的主病,临证结合四诊辨证,方不至误。

六、真苔、假苔

判断舌苔的真假以苔之有根、无根为重要标准。辨舌苔的真假,可测知邪气的盛衰、正气的虚实和胃气的有无,对判断疾病的轻重与预后有极重要的临床意义。

(一)真苔

【舌象特征】

凡舌苔坚敛着实,紧贴舌面,刮之难去,刮后仍留有苔迹,不露舌质,舌苔似从舌体长出,其以"苔有根蒂,舌苔与舌体不可分离"为特点,此为真苔(图3.84),即"有根苔"。

【临床意义】

真苔主实证,是脾胃生气熏蒸食浊等邪气上聚于舌面而成。凡真苔皆有根,病之初、中期见之为邪气深重;久病见真苔,说明胃气尚存;后期有根苔较无根苔为佳,因胃肾之气尚存之故。

【相类舌象】

有根苔而薄者(图3.85)为胃气旺盛,属正常舌象或邪浅而正气未伤;病之

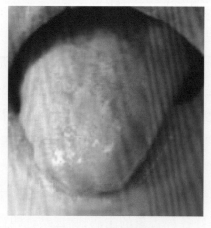 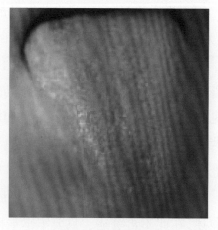

图3.84　真苔(有根苔)　　　　图3.85　真苔且薄

初、中期见真苔且厚（图3.86），为胃气壅实，邪正俱盛，病较深重；久病见真苔，说明胃气尚存。若舌面上浮一层厚苔，望似无根，但刮后其下却已生出薄薄新苔者，此亦属真苔（图3.87），是疾病向愈的征兆。

【治疗原则】

病之初、中期见真苔为邪正俱盛，胃气壅实，应以祛邪泻实为主；病之后期见真苔，说明胃气尚存，应以养

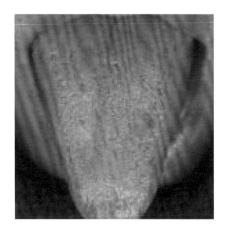

图3.86　真苔且厚

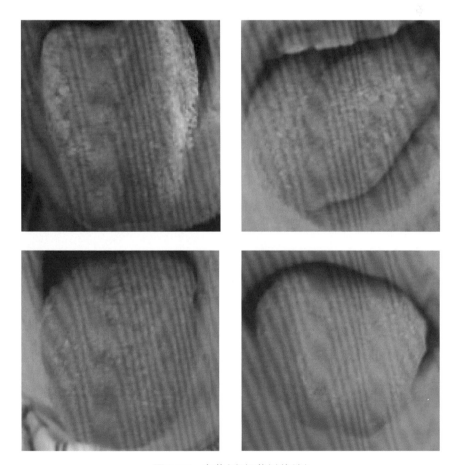

图3.87　真苔（有根苔）（待续）

胃之品以扶正祛邪。

【按语】

清代周学海的《形色外诊简摩·舌苔有根无根辨》说："根者,舌苔与舌质之交际也。夫苔者,胃气湿热之所熏蒸也。湿热者,生气也。无苔者,胃阳不能上蒸也,肾阴不能上濡也。"又说："至于苔之有根者,其薄苔必匀匀铺开,紧贴舌面之上,其厚者

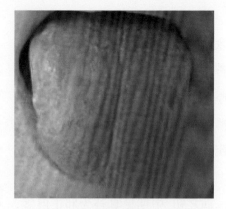

图3.87(续)

必四周有薄苔铺之,亦紧贴舌上,似从舌里生出,方为有根。"明确指出了苔之有根无根之临床意义及其舌象特征。

(二)假苔

【舌象特征】

凡苔不着实,不紧贴舌面,似浮涂舌上,不像从舌上长出,刮之即去,刮后无垢而舌质光洁,其以"苔无根蒂,刮后无垢"为特点。此为假苔(图3.88),即"无根苔"。

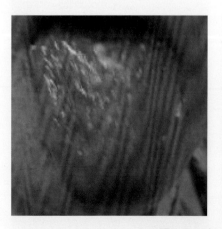
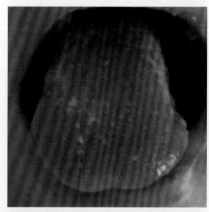

图3.88 假苔(无根苔)

【临床意义】

假苔多主虚证。新病出现假苔是邪浊渐聚,其病浅,病情较轻;久病出现假苔不论苔之厚薄,多因胃肾之气阴大伤,不能上潮于舌,正气衰竭之故。

【相类舌象】

若舌有厚苔,已生之旧苔逐渐脱离舌体而其下不能续生新苔,是原有胃气而后胃气匮乏不能上潮所致,病较深重(图3.89)。也有因过服凉药伤阳或过服热药伤阴所致。

【治疗原则】

病中出现假苔多为虚证,应以养胃益肾之品扶助正气。

【按语】

真苔、假苔的辨认有一定难度,出

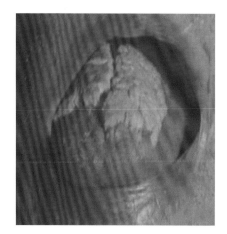

图3.89 假苔(无根苔)

现在疾病过程中的阶段不同,其主病意义也有很大的差别。为了便于掌握,采用列表对比的形式做出说明,以利鉴别与辨认。

1.真苔与假苔的舌象特征,形成机制及临床意义(表3.2)。

2.判断舌苔的真假,以苔之有根、无根为主要依据。苔之有根、无根又要看苔之易刮与否,所以,临证应注意运用揩舌、刮舌的方法来区别。苔不易刮去的为有根,属实证;苔容易刮去的为无根,属虚证。然而,需要特别强调的是:苔的易刮、不易刮,不能完全说明有根、无根的问题;亦不能完全据此以辨"证"之虚实。故此,真假苔与苔之有根、无根,并不是完全等同的概念。如易刮去者,虽属假苔,但不一定无根;若屡刮屡生,舌面并不光洁,则仍属有根,并非虚证;苔不易刮去,如一般正常匀铺的薄苔,而不得认为其为实证;亦有平人清晨舌苔满布,食后苔即退去,虽属假苔,并非无根。故医籍有"苔随食化者,中虚之候……若退后苔少或无苔则是里虚"《伤寒论本旨》有云:"无根

表3.2　真苔与假苔对比

类别		真苔(有根苔)	假苔(无根苔)
形状		薄苔必均匀铺开,厚苔四周有薄苔铺之 苔不易刮去,仍留苔迹 屡刮屡生,舌面并不光洁	厚苔一片,四周洁净如截,似有他物 　涂舌上 苔易剥去,刮后无垢
特征		紧贴舌面之上,从舌体生出	不是从舌上自生的
生成 机制		苔为胃气,湿热熏蒸所致	多因久病,因胃气匮乏不能续生新 　苔。即胃阳不能上蒸、肾阴不能上 　濡所致 骤因过服凉药伤阳或热药伤阴
辨病 轻重		邪气内结,其病深	
临床 意义	初 中 期	有根薄苔为胃气旺盛,为正常或邪 　浅正气未伤 真苔且厚为邪盛正气未衰,病较深重	新病出现是表分邪浊渐聚,其病浅, 　病情较轻
	后期	久病出现说明胃肾之气尚存	是胃肾之气阴大伤、正气衰竭
说明		舌上厚苔望似无根,刮后其下已生出新苔;苔屡刮 　屡生,舌面并不光洁者,属真苔	不可误认为凡无根皆为虚证、重危证

者,表分浊气所聚,其病浅;有根者,邪气内结其病深也。有根之苔,又当分其厚薄松实,厚者邪重,薄者邪轻,松者胃气疏通,实者胃气闭结也。"此段只是把有根之苔从厚、薄、实、松几个方面来分析邪气的深浅。临证务必结合全身症状,具体分析,方不致误。

3.对于苔之真假辨,有以下几点当予注意。

(1)苔较易刮去者,虽属假苔,但不一定无根。若屡刮屡生,舌面并不光洁,则仍属有根,对健康人来说是正常现象。有如常人,饮食后苔即退去的,是无病的正常现象。文献记载,这反映的仅仅是苔随食化的中虚之候。

(2)苔很难刮去,或能刮去而仍留垢迹、不显露舌质的,是有根苔。

(3)《辨舌指南》中有:"苔者如地上之草,根从下生;垢者如地上浮垢,刷之即去。无根者,表分浊气所聚,其病浅;有根者,邪气内结,其病深。有根之舌,又当辨其无病常苔及病时所变……"

（4）陈泽霖、贝润甫的《舌苔与疾病》指出："有苔有色，但刮之则去的（假苔），说明病较轻浅，为浊气所聚，容易化散。"告诫医者不可误认为凡无根假苔皆为虚证、重危证，临证应结合整体情况、具体分析，方能准确无误。

4.清代叶天士的《温热论注评》论及湿热互结而成痞证用苦泄法，需注意区别有根之黄与无根之黄，大意是：凡湿热互结而成痞证者，须用苦泄之法。其舌苔必见黄浊。但黄浊之苔亦有多种情况要注意区别，尤其是有根、无根，更为紧要。①凡舌苔黄浊，刮之不去，为有根之黄，是湿热痰浊结滞的明证，应予苦寒滑泄之品；②凡舌苔黄浊，呈浮垢状，刮之即去，是无根之黄，这是湿热内阻而中气已虚，治疗应忌苦泄，可予清热利湿。这是根据苔之有根、无根，而应采用不同治法的例证。

以上几段从舌的多个方面，如苔质、苔色、苔的布局、苔迹、苔底等，对有根等与无根苔做了较为详细的鉴别，临证时当细心辨认，杜绝误判。

5.清代曹炳章的《辨舌指南·察舌辨证之鉴别·真假》中有："凡舌须有地质，坚敛苍老，不拘苔色黄白灰黑，由舌中延及舌边，揩之不去，刮之不净，底仍粗涩黏腻，是为有根之真苔，中必多滞。舌无地质，浮胖娇嫩，不论苔白黄灰黑，满布舌中，不及舌边，揩之即去，刮之即净，底亦淡红润泽，不见垢腻，是为无根之假苔，里必大虚。"

他还说："真者有迹，刮之底色不去；假者无形，一刮底色全无……如白苔上起黑刺，刮之黑刺即净，光润不干，亦为真寒假热之证。若白苔黑根而且干厚，刮之黑刺即净，光润不干，亦为真寒假热之证。若白苔黑根而且干厚，刮之不厚无津燥苔，口渴消水者，真热假寒也……凡见黑苔，先以指甲刮之，真者刮之不去，假者一刮即去。"此段说明医者必须在错综复杂的诸多证候中，四诊合参辨明虚实真假，去伪存真，才能挽救患者于危急之时。

第二节　望苔色

苔色即舌苔的颜色。苔色的变化主要有白苔、黄苔、灰黑苔3类。临床可单独出现，亦可相兼出现。苔色的变化需要同苔质、舌色、舌形、舌态等变化结合起来做具体分析。

一、白苔

【舌象特征】

舌面上附着的白色的苔垢为白苔（图3.90）。白苔有厚薄之分。若舌面上附着一层薄薄的白色舌苔，透过舌苔可以看到舌体的是薄白苔（图3.91）；苔色呈乳白色或粉白色，舌的边尖部较薄，中根部较厚，透过舌苔不能看到舌体的苔为厚白苔（图3.92）。

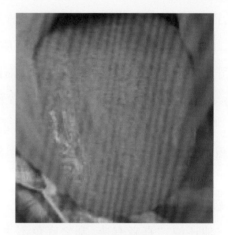

图3.90　白苔

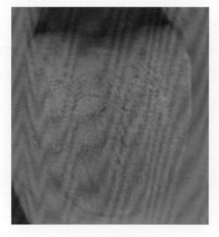

图3.91　薄白苔

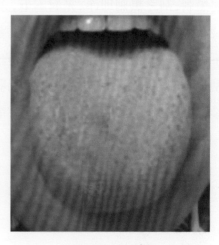

图3.92　厚白苔

【临床意义】

白苔是最常见的苔色,薄白苔是正常舌苔的表现。

病理状态下,白苔一般主表证、寒证、湿证。特殊情况下,亦主热证。正如《舌鉴辨正》指出:"白舌(苔)为寒,表证有之,里证有之,而虚者、热者、实者也有之。"如白砂苔,主热甚伤津。故临证应结合舌质、苔质等变化做具体分析,不可一概而论。其他各色舌苔均可由白苔转化而成。

【相类舌象】

1.舌苔薄白而润(图3.93)为正常舌象。疾病过程中见于表证初起或里证病轻或阳虚内寒。为津液未伤之象。

2.苔薄白而干(图3.94)常见于风热表证或燥邪犯肺。为邪热伤津之象。

3.苔薄白而滑(图3.95)为外感寒湿或脾阳不振、水湿内停。

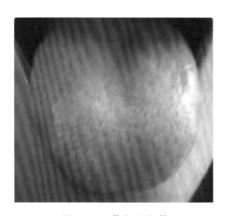

图3.93　薄白而润苔

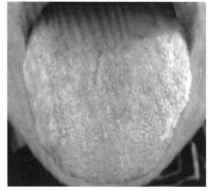

图3.94　薄白而干苔

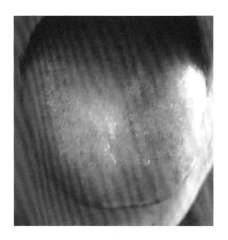

图3.95　薄白而滑苔

4.苔白厚腻(图3.96)为中阳不振,湿浊内困或为痰饮内停,或为食积停滞。

5.苔白厚腻而干(图3.97)多为湿浊中阻,津气不得宣化;或是胃燥气伤、湿滞未化之证。

6.苔白如积粉、扪之不燥者,为积粉苔(图3.98)。常见于外感温热病,系秽浊湿邪与热毒相结而成,或见于内痈。

7.苔白而燥裂,扪之粗糙,为白糙苔(图3.99)。提示燥热伤津、阴液亏损。多因温病化热迅速、内热暴起、津液暴伤,苔尚未转黄,而里热已炽之故。

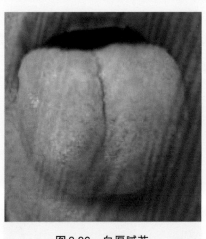 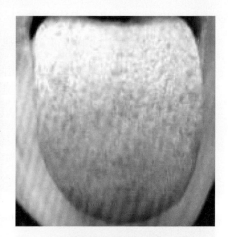

图3.96　白厚腻苔　　　　　　　图3.97　白厚腻干苔

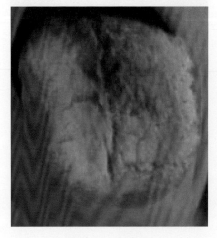 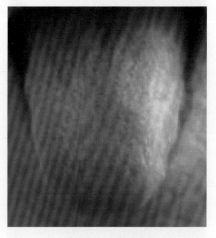

图3.98　积粉苔　　　　　　　　图3.99　糙裂苔

8.苔白厚腻而糙裂,遍布整个舌体(图3.100)。提示患者湿浊之邪郁积于内,中焦气化不利。

9.舌上满布糜点如凝乳或饭粒,揩之即去,揩去处舌面光剥无苔,为白霉苔(图3.101)。提示患者气阴两虚,湿热秽浊之邪泛滥。多见于危重患者或营养不良小儿。

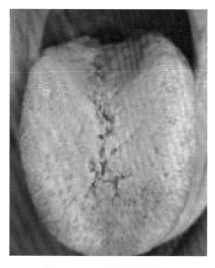 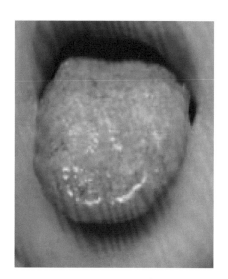

图3.100　白糙裂厚腻苔　　　　　　　图3.101　白霉苔

【治疗原则】

据证论治。表证宜发散;寒证宜温里散寒;湿证宜温阳祛湿;若因湿邪困阻、津气不得宣化者,宜宣通气机,达到气化则湿化的目的。苔白而燥裂的,宜以清热生津为治。

【按语】

1.苔之厚薄润燥不同,主病各异。《重订通俗伤寒论》云:"白苔主表……但看舌苔带一分白,病亦带一分表。"实际也不尽然。白苔有厚薄之分。薄者主表,在温病候卫分之邪,病变轻浅。厚者主里,为邪渐入里,在温病候气分之邪。润泽者,津液未伤;舌欠润或干燥者为津液已伤。厚浊黏腻多夹湿痰秽浊。在相类舌象的治疗中,归纳如下:①表寒者,恶寒明显,苔白而润,宜辛温解表;②苔薄白而干,表未解而津已伤,宜凉散中佐甘凉生津之品,如沙参、花粉、芦根汁,但不宜过用,恐柔润之品,滞腻壅邪;③苔白厚而干为津伤而湿不化;④苔腻厚者,必有湿浊,燥湿则伤津,养阴则助湿。用药应做到化湿不伤阴,养阴不碍湿(如甘草守津不碍湿,滑石利湿不伤阴)。

2.积粉苔指白苔厚腻如积粉,舌质紫绛(图3.98)。苔厚腻如积粉是秽浊已重之象,舌紫绛是邪热为秽浊所闭、热邪不得透达所致。用吴氏达原饮加减治疗。如舌变黄燥,为疫邪入胃,加大黄下之;如变黑色,承气攻之;势甚者,其舌一日三变,由白而黄而黑,当速下之。医者当准确掌握这些治疗原则。

3.白糙苔(图3.99,又称白砂苔、糙裂苔):舌上白苔干硬如砂皮,又称水晶苔。为邪热迅速化热入里,苔未及转黄,而津液大伤所致。应从攻下。瘟疫初起多见之,苔厚质紧为实,可用三消饮(即吴有性达原饮:槟榔、草果、厚朴、白芍、甘草、知母、黄芩加大黄、羌活、葛根、柴胡、生姜、大枣)下之。松者为虚,慎不可下。清代石寿棠的《医原·湿热辨舌心法》也认为:"舌苔燥如白砂者,此温邪过重,宜速下之,佐以甘凉救液。"

4.在历代文献中,诸多医家论述了湿热相兼的各种情况,如薛生白的《湿热病篇》:"湿热证,舌遍体白,口渴,湿滞阳明,宜用辛开,如厚朴、草果、半夏、干菖蒲等味。"《温热论》云:"如舌上苔如碱者,胃中宿滞挟浊秽郁伏,当急急开泄,否则闭结中焦,不能从膜原达出矣。"众多医家主张采用苦辛微温之品,而少用苦寒之品,原因在于湿为阴邪,得温则化,遇寒则凝。用药苦寒,反有凉遏之弊。治疗中,"宣开上焦肺气""气化则湿化""渗利三焦"的理论,一直是指导祛湿法运用和提高疗效的重要思想和手段。临床常用的藿朴夏苓汤、三仁汤、王氏连朴饮、甘露消毒丹等均为医者治湿常用的方剂。不可以白苔主表主湿、病情轻浅而轻率处置。白苔挟湿痰秽浊的厚浊黏腻之苔治疗时颇感棘手。白苔不可下,但白砂苔为热结在里、宜急下之。白霉苔系胃气衰败的重危之证。以上都反映了白苔主病的复杂性。

5.叶天士《温热论》:"舌白而薄者,外感风寒也,当疏散之。若白薄而干者,肺津伤也,加麦冬、花露、芦根汁等轻清之品,为上者上之也。"又说:"如舌上苔如碱者,胃中宿滞挟浊秽郁伏,当急急开泄,否则闭结中焦,不能从膜原达出矣。"

6.王孟英《温热经纬》:"白为寒,非大温,其湿不去是也。然苔虽白而干燥,口中自觉黏腻,则湿渐化热,仅可用厚朴、槟榔等苦辛微温之品。"

7.曹炳章的《辨舌指南》说:"寒湿本阴邪,白为凉象,故白苔滑者,风寒与湿也;白滑而腻者,湿与痰也;滑腻而厚者,湿痰与寒也;两条滑腻者,非内停湿食,即痰饮停胃,亦用温化。"

8.《辨舌指南》又说:"若舌厚白不滑,无津而燥,是实热也。若舌苔白厚而干燥者,此胃燥气伤也,而浊结不能化,当先养津,而后降浊。"

以上数条是针对出现白苔的各种病理所提出的治疗原则。

9.关于白霉苔的形成与治疗,石寿棠的《医原·湿热辨舌心法》曰:"若舌与满口生白衣为霉苔,或生糜点,谓之口糜,因其人胃阴虚,中无砥柱,湿热用事,混合熏蒸,证属难治,酌用导赤、水牛角、地黄之类服之。"

二、黄苔

【舌象特征】

舌面附着的黄色苔垢为黄苔(图3.102)。黄苔有淡黄苔、深黄苔和焦黄苔之别。

淡黄苔又称微黄苔(图3.103),是在薄白苔上出现均匀的浅黄色,多由薄白苔转化而来;深黄苔又称正黄苔(图3.104),苔色黄而略深厚;焦黄苔又称老黄苔(图3.105),是正黄苔

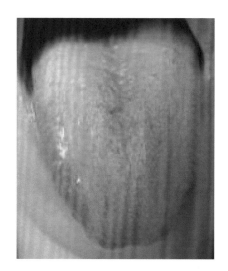

图3.102 黄苔

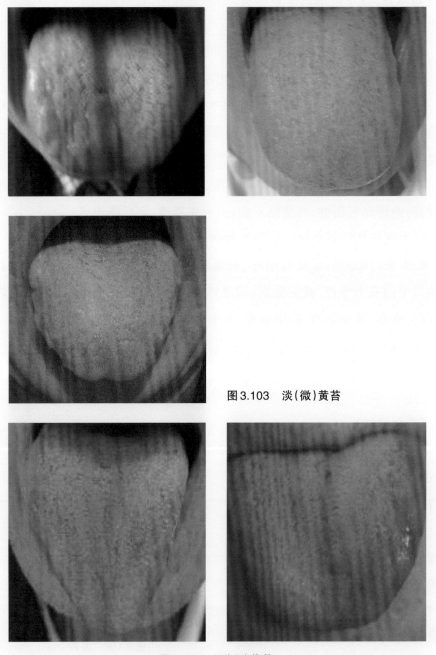

图3.103 淡(微)黄苔

图3.104 深(正)黄苔

中夹有灰褐(黑)色苔。黄苔多分布于舌中,亦可满布于全舌。黄苔多与红、绛舌同见。黄苔有厚薄、润燥、腐腻等苔质变化。

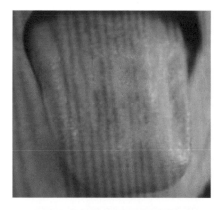

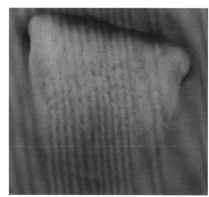

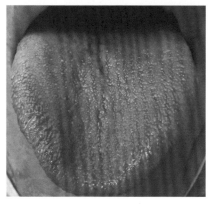

图3.105　焦(老)黄苔

【临床意义】

黄苔主热证、里证。舌苔由白转黄,提示邪已化热入里。苔色愈黄,邪热愈甚。淡黄苔表明热轻,深黄苔为热重,焦黄苔为热极。并需结合苔之干燥、润泽情况判断津伤的程度。

【相类舌象】

1.薄黄苔(图3.106),表明邪热未甚,多见于风热表证,或风寒化热入里,邪热未甚。

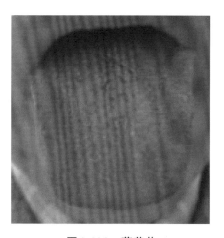

图3.106　薄黄苔

2.舌苔由白转黄或呈黄白相兼苔(图3.107),是表邪化热入里,处于表里相兼阶段。

3.苔黄而质腻者为黄腻苔(图3.108),主湿热蕴结、痰饮化热,或食积热腐等证。

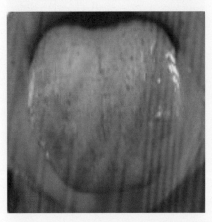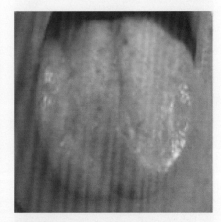

图 3.107　黄白相兼苔

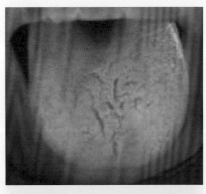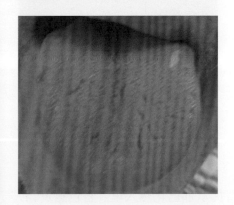

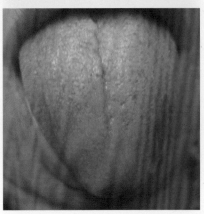

图 3.108　黄腻苔

4.湿热更甚者,苔黄厚黏腻(图 3.109)。黄黏腻苔(图 3.110)为湿热蕴结之象,是痰涎、湿浊与邪热交结所致。

5.苔黄而垢浊胶结者为(灰)黄浊苔(图 3.111),多属湿热秽浊内盛。

6.苔黄黑、质黏腻者为霉酱苔(图 3.112),多由湿浊宿食,积久化热,熏蒸秽浊上泛而致,或为湿热夹痰的病证。

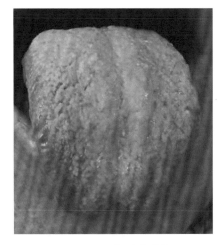

图 3.109　黄厚黏腻苔

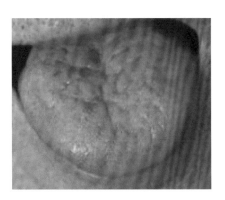

图 3.110　黄黏腻苔

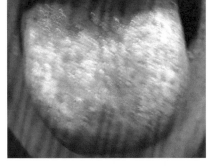

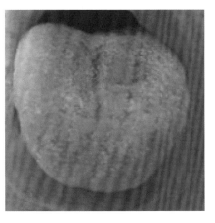

图 3.111　(灰)黄浊苔

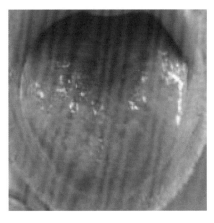

图 3.112　霉酱苔

7.苔薄黄而干燥(图3.113),见于病初,是邪热传里伤津,见于疾病后期,多为热退津伤。

8.苔干而硬,颗粒粗松,扪之糙手者,为黄糙苔(图3.114),见于津伤较重者。

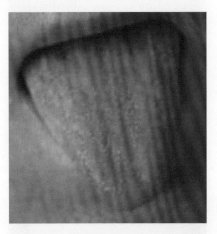
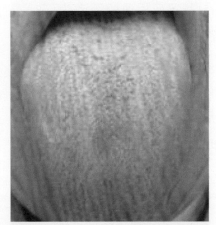

图 3.113　薄黄干苔

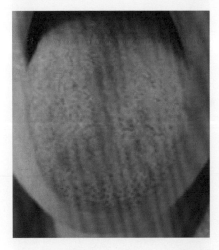
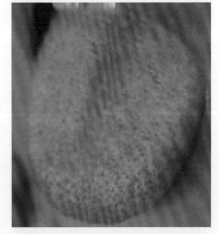

图 3.114　黄糙苔

9.苔黄而干涩,中有裂纹如花瓣形,为黄瓣苔(图3.115)。

10.苔焦黄,黄黑相兼,如烧焦的锅巴,为焦黄苔(图3.116)。

以上3种舌象,均主邪热伤津,燥结腑实之证。

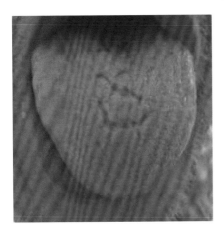

图3.115 黄瓣苔

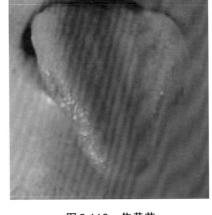

图3.116 焦黄苔

11.苔淡黄而润滑多津者为黄滑苔(图3.117),多为阳虚寒湿之体,痰饮聚久化热,或是气血亏虚者,复感湿热之邪。

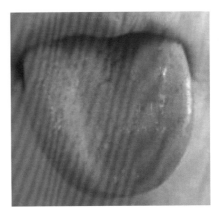

图3.117 黄滑苔

【治疗原则】

黄苔以热证、里证为主,故见黄苔以清里热为主。夹痰夹湿者佐以化痰、祛湿之品。焦黄苔属燥结腑实之证则宜攻里通下,所谓急下存阴。里热之证,多有伤阴之虑,应时刻顾护津液。

【按语】

1.黄苔的分类与病程进展。

(1)黄苔的分类。黄苔是临床常见舌象,无论内伤或外感,无论伤寒或温病,均常出现。对黄苔的辨认,多根据苔色之浅深和苔之薄厚、润燥、腐腻等来综合判断热之轻重、津伤的程度和兼夹病邪的不同,而施以相应的治法。《察舌辨症新法》有:"(黄色苔)有正黄色者,有老黄色者,有黄如炒枳壳色者,有黄黑相间如锅焦黄色者,有嫩黄色者……有水黄苔如鸡子黄白相兼染成者,有黄腐苔如豆渣炒黄堆舌者,此皆黄色之类。"关于黄苔的分类,北京中医学院的《中医舌诊》、邱骏声的《国医舌诊学》等医书各抒己见,名目繁多,其说不一。分类的目的在于执简驭繁、便于掌握。王季黎、李玉玲的《舌诊源鉴》将黄苔归纳为淡黄苔、黄腻苔、黄燥苔、黄滑苔4类进行研讨,可谓提纲挈领。

(2)苔必纯黄无白,邪方离表入里。

《伤寒指掌》曰:"白苔主表,黄苔主里,太阳主表,阳明主里,故黄苔专主阳明里证。辨证之法,但看舌苔带一分白,病亦带一分表,必纯黄无白,邪方离表而入里。"清代张登的《伤寒舌鉴》云:"黄苔者,里证也。伤寒初病无此苔,传至少阳经亦无此苔,直至阳明腑实,胃中火盛,火乘土位,故有此苔。"黄苔主里为临床常见,但亦有表证见黄苔者,如《舌鉴辨正》说:"表证风火暑燥,皆有黄舌。"但一般都是薄而不厚。

2.本书拟从以下4个方面讨论黄苔的病理属性及相关治疗。

(1)苔色淡黄或由白转黄阶段,是邪从表入里阶段。

(2)苔色深黄、老黄,苔质干燥,甚则起刺,为热结肠腑阶段。

(3)苔转黄腻,为湿热互结阶段。

(4)舌苔黄滑,有虚中夹湿,寒热错杂的,有湿热病而有水饮者,有痰饮聚久化热的,有阳虚寒湿之体等诸多情况,应据症而辨证。

以上内容各举数例说明如下:

(1)苔淡黄或由白转黄阶段,为邪从表入里阶段。

1)黄苔主阳明里证。但需注意淡黄苔。其主病有如下三种。①风热在表或风寒在表化热。清代章虚谷的《伤寒论本旨》云:"凡现黄苔浮薄色淡者,其热在肺,尚未入胃。"肺指卫分而言,病犹在表;胃指里证而言。②病邪由表尚未完全入里。清代陈平伯的《外感温热篇》云:"风温证,身热咳嗽,自汗口渴,烦闷脉数,舌苔微黄者,热在肺胃也。"其指出,淡黄舌是邪由肺卫传入胃家,邪渐化热而热未盛的舌象,表示病势仍在发展之中。③主胸脘湿热。清代吴鞠通的《温病条辨》有:"太阴病,得之二三日,舌微黄,寸脉盛,心烦懊憹,起卧不安,欲呕不得呕,无中焦证,栀子豉汤主之。"寸脉盛指病邪留在上焦胸脘,是热邪与湿邪夹杂,气机不畅,而出现胸闷不畅、心烦、干呕等症状,此类淡黄苔多较前两种情况稍厚,是夹杂湿邪的表现。

2)当视苔之"滑或干"以判断津伤程度而施以不同的方法。叶天士的《温热论》指出:"黄苔不甚厚而滑者,热未伤津,犹可清热透表。若虽薄而干者,邪虽去而津受伤也,苦重之药当禁,宜甘寒轻剂可也。"以防苦燥伤津之弊。《辨舌指南·辨舌之颜色》有:"舌苔白中带黄,或微黄而薄者,邪初入阳明也,如兼微恶寒,犹带表证,宜凉散之。""如苔黄而燥,外症不恶寒反恶热,是伤寒外邪初入阳明之里,或温热内邪欲出阳明之表,斯时胃家热而未实,宜栀豉、白虎之类清之可也。"

(2)苔色深黄、老黄,苔质干燥,甚则起刺的是热结肠腑阶段。

1)曹炳章的《辨舌指南》有:"苔厚黄燥刺,或边黄中心焦黑起刺,脐腹胀满硬痛,乃阳明里证也,宜承气汤下之。"

2)叶天士的《温热论》指出:"舌黄或浊,须要有地之黄……亦要验之于舌:或黄甚,或如沉香色,或如灰黄色,或老黄色,或中有断纹,皆当下之,如小承气汤……若未现此等舌,不宜用此等法……又当以别法治之。"叶氏指出,用下法时必须验之于舌。

(3)苔转黄腻,是湿热互结阶段。

1)吴鞠通的《温病条辨》指出:"秽湿着里,舌黄脘闷,气机不宣,久则酿热,三加减正气散主之。"其指出,因秽浊留着在里,湿滞气分,郁而化热,当用宣气化湿的三加减正气散治之。方中藿香、厚朴、陈皮芳香开泄;加杏仁利肺气,气化则湿化;加滑石、茯苓皮清湿中之热。用于秽湿化热入里阶段的治疗效果很好。

2)曹炳章的《辨舌指南》有:"苔或黄或浊而有地,并不光滑,并脘中痛或痞胀者,邪已入里,当用苦辛泄之,以其入腹近也。或黄或浊而光滑者,此无形湿热也,只宜开泄横疏,如杏、蔻、橘、桔等味。"

曹还说:"苔黄白相兼而脘闷者,外邪未解而里先结也,宜轻苦微辛,如杏、蔻、橘、桔等以宣气滞。"

以上两段阐释了一个道理:湿为阴邪,得温则化,遇寒则凝;而热为阳邪,易化热伤津。两邪相合,相互纠结,治疗颇感棘手。医家总结,用轻苦微辛的杏、蔻、橘、桔等味以宣通气滞,达到气机畅通,三焦水道通利,水湿易去,湿去则热无所附而易清除的目的。

3)石寿棠的《医原·湿气论》指出："如饮热并重,湿热与气互结,舌苔黄腻,宜苦辛通降,佐以淡渗,如小陷胸汤、半夏泻心汤去参……黄芩滑石汤、杏仁滑石汤、黄连温胆汤均可选用……邪传心包,神昏谵烦,亦须辨舌苔,如舌苔黄腻,仍属气分湿热内蒙包络,与前同一病因,宜用半夏泻心、陷胸等汤,或用杏仁、芥子、姜水炒木通、盐水炒黄连、连翘、滑石、芦根、淡竹叶、瓜蒌皮之类,辛润以通之,咸苦以降之,清淡以泄之,其湿热浊邪自化,其闭自开。凉膈散亦可间用"对湿热相合为病的治疗有很好的疗效。

(4)黄滑苔当据症而辨证。

1)清代杨云峰的《临症验舌法》有:"阴虚阳盛者,其舌必干;阳虚阴盛者,其舌必滑;阴虚阳盛而火旺者,其舌必干而燥;阳虚阴盛而火衰者,其舌必滑而湿。如此分别,则为阴为阳,谁实谁虚,显然可见。"

2)《温热论》中有:"前云舌黄或浊,须要有地之黄。若光滑者,乃无形湿热中已有虚象,大忌前法。"若未见此等舌,不宜用此等法之列,当以别法治之。此处虽短短一句,却强调了出现光滑苔者为虚中夹湿,寒热错杂的,不得以下法治之。当与老黄苔等明确区分。

3)石寿棠的《医原·望病须察神气论》中述及:"舌苔黄浊,胸膈按痛,或自痛,或痞胀,此湿热混合,宜苦降辛通,如蒌贝温胆、小陷胸、半夏泻心、黄芩滑石汤之类。然黄要有地质之黄,乃可用苦辛重剂,若消黄光滑,乃无形湿热,已见虚象,宜蒌、贝、栀、翘之类,微辛微苦,轻轻开化,大忌苦辛重剂。"这段话指出了黄滑苔与黄浊苔在具体治法上的区别,明确了苔光滑应采取微辛微苦,轻轻开化的治疗方法。

4)邱骏声的《国医舌诊学》中指出:"初病微黄色舌:舌边淡红,中根淡黄而润滑。伤寒初病现此舌者,乃表邪将入里也,宜用双解散;表未罢者,宜小柴胡汤;已罢者,宜大柴胡汤。若杂病里证见此舌,宜用清热之药。"又在深黄白滑舌条指出:"苔色深黄而滑,边尖透白微红。凡黄滑苔,外现身目俱黄,小便亦黄,宜茵陈栀子汤或茵陈五苓散。此热未燥结,不可便用攻下也。"明确黄滑苔不可攻下,应采用清湿热的方药。

5)刘恒瑞的《察舌辨证新法》云："水黄苔,如鸡子黄白相间染成,此黄而润滑之苔,为痰饮停积,是湿温证候,或为湿热病而有水饮者……宜以诊脉分别断之。"《中医舌诊》亦持相同观点。苔黄湿润光滑,除热邪入里的初期,热未伤津,可清热透表;也每见于湿温或温热病而兼有水饮者。黄疸病也有见此种黄滑苔,其治疗应渗利湿热。

6)淡白舌黄滑苔舌。色淡白,上布浅黄色水滑苔,色泽光亮,多见于中焦阳气不振,内有停饮的患者。《伤寒绪论》说:"黄滑而湿者,为热未盛,结当未定,不可便攻。"主中虚寒湿。治宜温中燥湿或通阳渗湿。辨证的关键在于黄滑苔出现在什么舌面上,一般是由阳虚,运化水湿功能失职而致,故舌应以淡白胖嫩为主,故此,淡白舌黄滑苔属中虚寒湿。

3.其他有关黄苔的综合论述如下。

(1)清代俞根初的《通俗伤寒论》指出:"微黄而薄,邪浅中虚;黄而糙涩,邪已入腑;浅黄薄腻,胃热尚微;深黄厚腻,胃热大甚;老黄焦黄,或夹灰黑,或起芒刺,胃热已极;黄滑痰火;黄腻湿热;黄而垢腻,湿热食滞;黄起黑点,温毒夹秽;黄厚不燥,舌色青紫,多夹冷酒,或夹冷食;黄而晦暗,多夹痰饮,或夹寒瘀。"本条中,俞氏极其简要地全面归纳了临证10多种黄苔,为临床医者提供了辨证依据。

(2)邱骏声的《国医舌诊学》亦指出:"苔之黄也,胃热也;黄厚而燥刺,或边黄中黑者,肠胃燥屎也;黄厚黏腻者,湿热内伏也;黄而干者,胃液伤也。老黄焦裂者,热甚也;老黄甚而黑者,火极似水也,宜急治;黄而燥刺,中黑通尖,或利臭水者,肠胃腐败也。"本条对7种黄苔的舌象和病理做了一一对应的解释,可供医者临证参考。

(3)在清代刘恒瑞的《察舌辨症新法·黄苔类分别诊断法》中详细讨论了各种舌的察舌要点,对于舌象与证候的辨证分别做了阐述,如:"老黄色,为胃中阳气旺盛之候。若厚腐堆起,此胃中饮食消化腐浊之气上达之候,为湿温化热之始,为温热传入中焦阳明之候……黄黑相间,如锅焦黄色,摸之棘手,看之不泽,为胃中津液焦灼,口燥舌干之候;然亦有阳气为阴邪所阻,不能上蒸而化为津液者。当以脉诊分别断之,脉涩有力鼓指者,火灼津也;脉滑无力鼓指,只有往来而无起伏者,痰饮瘀血阻抑阳气,不能化生津液也。"其指出当遇见复杂症情时,应参合脉象加以确定。应遵循四诊合参的总原则。

4.湿热互结证,宜用辛开苦降法。

"辛开苦降"法是运用"辛温"和"苦寒"两类药物组方,是寒热并用之剂,以调理脏腑气机,用于湿热互结所致的脘闷、苔黄腻的证候。湿宜燥,热宜清,湿郁非辛不开,火郁非苦不降;运用辛主宣通,苦主降泄,是调节升降、寒热并用之剂,有疏利气机的作用。对于湿热内结,不论结于上、中、下三焦者皆可应用。如小陷胸汤(半夏、黄连、瓜蒌)、王氏连朴饮(黄连、山栀、厚朴、半夏、菖蒲、豆豉、芦根)等。

三、灰黑苔

【舌象特征】

苔色呈灰色或黑色的苔称为灰黑苔(图3.118)。灰苔与黑苔同类,只是颜色浅深的差别,灰苔即浅黑苔。《辨舌指南·辨舌之颜色》云:"灰色苔者,即黑苔之轻也……当与黑苔同治。"在人字界沟附近苔黑较深,越近舌尖,灰黑苔越浅。

【临床意义】

苔色见灰或黑色均属里证。主阴寒极盛或里热炽盛证。也见于寒湿素盛、痰饮久郁者。灰黑苔多由白苔或黄苔转化而成。多在疾病持续一定时日,发展到相当程度后出现,所以灰黑苔多主里热或里寒的重证,病情比较严重。苔色的深浅与疾病程度相应,即黑色越深,病情越重,但无论出现在热性病或寒性病中,均属重证。但临床也有寒湿素盛、痰饮久郁的患者,虽无凶险之象,也有出现苔黑而润的。吸烟过多者也可现灰黑色的苔。

【相类舌象】

1.白腻灰黑湿润苔(图3.119),为白腻苔日久不化,先在舌中、根部出现灰黑苔,舌质淡白胖嫩、舌面湿润者,多为阳虚寒湿内盛或痰饮内停。

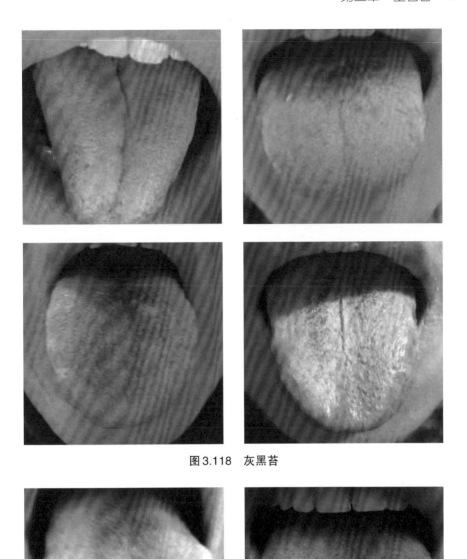

图 3.118 灰黑苔

图 3.119 白腻灰黑湿润苔

2.黄腻灰黑苔(图3.120),为湿热内蕴、日久不化所致。

3.苔焦黑而燥裂,甚则生芒刺(图3.121),一般兼见舌红绛、高热不退者,不论病起外感或内伤,均为热盛津伤之证。

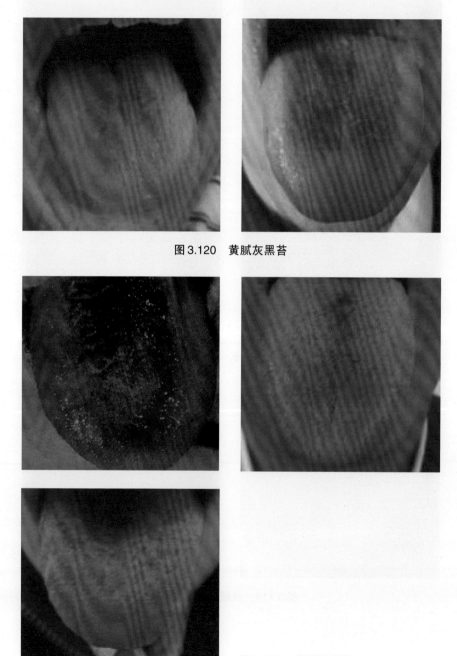

图3.120　黄腻灰黑苔

图3.121　焦黑燥裂苔

4.苔黄赤兼黑苔,名为霉酱苔(图3.122),因类似于霉酱之颜色而得名。常由胃肠素有宿食湿浊、积久化热、熏蒸秽浊上泛舌面而成。也可见于湿热夹痰的病证。

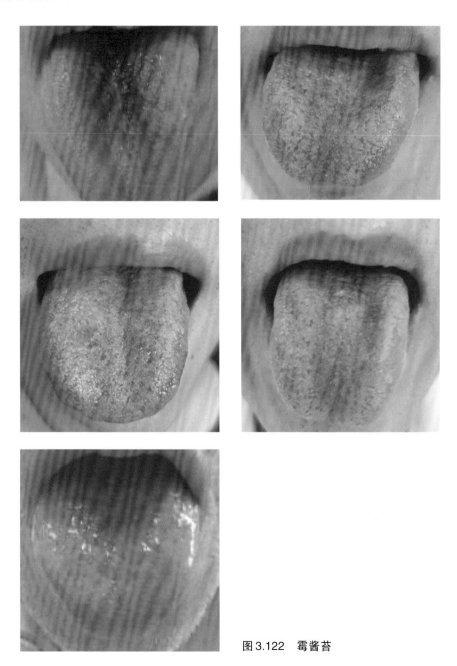

图3.122　霉酱苔

【治疗原则】

属寒湿痰饮者,宜温化寒湿、涤痰化饮;属湿热内蕴者,宜清热化湿;属热极津枯者,宜重剂清热生津之品,以挽救真阴。至于灰苔,当予黑苔同治。

【按语】

1.黑苔出现在病程的不同阶段,辨证及治疗较为复杂,所反映的病理意义不尽相同。为了能准确掌握,特列表3.3对比说明如下。

表3.3　黑苔辨证表

类别	舌象	病机与主病	治法
黑苔干燥类	苔黑而燥裂起刺,舌质干涩苍老	大热大毒之候。伴脐实腹硬痛,脉沉数有力	急下存阴,承气汤类
		由于津伤液燥,应与增液养阴剂同用	
	苔焦黑芒刺,甚则干枯	内热炽盛,真阴衰竭,水不制火之候(脉虚数或细数,胸腹无胀满)	急用咸寒壮水,缓则液涸不救
		应用布片揩去芒刺,舌底见红色者可救;若舌底黑,乃肾阴竭,脏色全露,不治	
	苔干黑,舌质突变淡白无华(而黑苔未及转化)	湿温后期邪毒入营,灼伤阴络而便血,阴伤及气以致亡阳虚脱。烦躁汗出	先服独参汤益气固脱。后回阳固脱
黑苔滑润类	黑色不浓或灭滑而润,舌不红赤	虚寒证(伴脉微肢冷,便溏不渴)	温经回阳佐以调补气血
	起病即遍舌,色黑而润	症见发热胸闷,渴喜热饮,无其他险恶证候,是胸膈内有伏痰	凉散中佐以辛温或辛滑开泄之品

2.灰黑苔之辨寒热虚实,在于苔之干与润。汪宏的《望诊遵经》云:"舌中苔黑而干者,邪传少阴,热甚津枯也。苔如黑、软润而滑者,水克火,寒证也。"林之翰在《四诊抉微》中云:"舌上黑刺裂破,乃津液枯涸而干燥者,邪热已极,病势危甚……"他指出:"舌上青黑,以手摸之,无芒刺而津润者,此直中寒证也。"《景岳全书·口舌》中有:"舌胎舌黑,虽云火证,然实火、虚火皆能为之,凡治此者,但当察脉证,以虚实为主,而再以辨色之法参之,庶可无误。盖实热之黑,必兼红紫干渴,或多芒刺。若沉黑少红而带润滑者,本非实热证也。若其六脉细弱,而形困气倦,则又最为虚候,是必寒水乘心,火不归原之病……"

3.灰黑苔主病之寒热,应依据舌质与舌苔综合判断,如下。

(1)王孟英的《温热经纬》云:"凡虚寒证虽见黑苔,其舌必润而不紫赤,识此最为秘诀。"并伴有肢冷、便溏不渴、脉微等,治宜温经回阳。舌苔灰黑而舌质紫赤者属于热证。

(2)清代汪宏在《望诊遵经》中指出,灰黑苔属于寒证者,舌质多柔软,属于热证者舌质多强硬。又说:"色有浅深,可辨虚实……诸书谓满舌黑苔而生大刺,干燥底红者,实热也;舌生芒刺者,结热甚也,舌上无刺而津润者,中寒也。"

(3)杨云峰的《临症验舌法》说:"舌见黑色,肾与膀胱病也。不拘所见何症,但看黑而坚敛苍老者,肾与膀胱邪气盛也,清肝饮。黑而浮胖娇嫩者,肾与膀胱精气虚也,补元煎。黑而干燥者,非膀胱阴虚火盛,即左肾阴虚火旺也。黑而滑润者,非膀胱阴盛火衰,即右肾阳虚火亏也。"

(4)邱骏声在《国医舌诊学·黑苔舌总论》中记述:"黑苔主病,寒热虚实皆有之,均属里证无表证,且多为重证,少轻证也。……杂症见黑舌干燥皆为实热在里也,亦惟清热救阴;若阳虚而舌黑者,则必润滑少苔也。若口不渴……有淡淡融融之形,是脏腑极寒之舌也,宜辛温药。"《景岳全书》有:"黑色连地而灰暗无神,此其本原已败,死无疑也。若舌心焦黑,而质地红活,未必皆为死证。"

(5)《望诊遵经·望诊下》中有:"舌中苔黑而干者,邪传少阴,热甚津枯也。苔如黑,软润而滑者,水克火,寒症也。均以舌质与舌苔综合判断为凭。"

4.湿病见灰黑苔时,应根据苔之润燥、厚腻及舌质的颜色,判断其性质。詹天涛的《长江医话》中记载:"灰黑苔一般说明病情深重……舌苔灰黑、润滑,舌质淡白,说明寒湿内盛,肾阳虚衰,寒水上泛。舌苔灰黑厚腻,舌质偏红,说明湿热深重、搏结难解。舌苔灰黑而干燥,是热盛阴伤。"

5.辨别黑苔之顺逆。刘恒瑞的《察舌辨症新法·补黑苔类》中有:"舌上黑苔,有由白而黄,由黄而黑者,顺症也。有由白而灰,由灰而黑,不由黄而黑者,此谓之黑陷苔,逆症也。此多因误用温燥之药多日所致,甚难挽救。亦有脉迟苔黑者,此肾命不足,当温补真火。其由黄而黑者,此乃阳明热结之症,润下得法,胃腑炭气得以外出也,故曰顺症,使人不必疑虑也。"

6.辨别黑苔真假之法：有因食物染成黑苔者，但刮之即去，本色即见。但见有黑苔者，必以指刮之，以辨真伪。真者刮之不去，方以黑苔断之。

7.灰苔与黑苔之不同。①有实热证无虚寒证之说。清代梁玉瑜在《舌鉴辨正·黑舌总论》中说："凡舌苔见黑色，病必不轻，寒热虚实各证皆有之，均属里证，无表证也。"在这一点上，灰苔与黑苔是一致的。但在《舌鉴辨正·灰色舌总论》中又说："舌见灰色，病概非轻……有实热证，无虚寒证。有邪热传里证，有时疫流行证，郁积停胸证，蓄血如狂证。其证不一，而治法不外寒凉攻下，寒凉以救真阴，攻下以除秽毒。"《辨舌指南》中也持此观点。实际也不尽然。验之临床，灰苔确以实证、热证为多。②周学海在《诊家直诀·卷下》中说："黑苔者，血瘀也，灰苔者，血瘀而挟痰水也。妇人伤寒时病，最易生黑苔，不得遽以为凶。旧法，黑苔以芒刺燥烈，湿润细腻分寒热，历诊瘀血，苔黑，虽内热，而不遽起刺，……凡见灰黑二苔，总宜兼用行血。"说明灰苔与黑苔在细微之处依然有区别，临证当结合整体情况，辨别灰黑苔的寒热属性，而采取相应的治法。

8.霉酱苔是灰黑苔的一种，是以苔色红中发黑，又带黄色，类似于霉酱之色而得名。梁玉瑜在《舌鉴辨正·霉酱色舌总论》中云："霉酱色者，有黄赤兼黑之状，乃脏腑本热而夹有宿食也。凡内热久郁者，夹食中暑者，夹食伤寒传太阴者皆有之。见此舌不论何证何脉皆属里证、实热证、无表证，虚寒证。"此苔是胃肠先有宿垢湿浊、积久化热而成，主湿热久郁。若霉色中夹黄苔，是湿热郁积；若舌中霉苔浮厚，是宿食郁久化热、脾胃被困。需要特别指出的是，霉酱苔临床应与白霉苔加以区别。关于白霉苔的生成，清代石寿棠的《医原·温热辨舌心法》述及："若舌与满口生白衣为霉苔，或生糜点，谓之口糜，因其人胃阴虚，中无砥柱，湿热用事，混合熏蒸，证属难治。"曹炳章在《辨舌指南》中指出："舌与满口生白衣如霉苔，或生糜点者，胃体腐败也，多死。"两位医家明确指出，白霉苔与霉酱苔在病理和治疗上均有明确的区别，但笔者在本书的撰稿过程中参阅资料时发现，许多作者对两者的概念和治疗上存在着谬误和自相矛盾之处。医者职责关乎生命，切不可以讹传讹。

最后一点，有医家持黑苔见软刺者为寒证、硬刺者为热证，当验之于临床，四诊合参，审慎处理。

第三节 舌象分析要点和动态分析

一、舌象分析要点

(一)察舌的神气和胃气

1.舌之神气

舌神是全身神气表现的一部分。无论舌象如何变化,通过观察舌神的有无,可把握体内气血津液的盈亏,脏腑的盛衰及疾病转归等基本情况。舌神主要表现在舌体的色泽和舌体运动两个方面。凡舌色红活鲜明、舌质滋润、活动灵活自如者,为有神气(荣舌);舌色晦暗枯涩,舌体僵硬、运动不灵活,为无神气(枯舌)。其中尤以舌色是否"红活润泽"作为辨证要点。有神之舌说明阴阳、气血、津液皆足,生机乃旺,虽病也是善候,预后较好;无神之舌说明阴阳、气血、津液皆衰,生机已微,预后较差。

《形色外诊简摩·舌质舌苔辨》更指出:"舌苔无论何色,皆属易治;舌质既变,即当察其色之死活。活者,细察底里,隐隐犹见红活,此不过血气之有阻滞,非脏气之败坏也;死者,底里全变,干晦枯痿,毫无生气,是脏气不至矣,所谓真脏之色也。故治病必察舌苔,而察病之吉凶,则关乎舌质也。"

2.舌之胃气

胃气的盛衰可从舌苔是否有根表现出来,主要表现在舌苔的分布和生长情况。有根苔表现为:①舌苔中厚边薄,紧贴于舌面,苔底牢着;②苔虽松厚,刮之舌面仍有苔迹;③厚苔脱落、舌面仍有黏膜颗粒、有苔能渐生者,均属有根苔。此是有胃气的征象。

无根苔表现为:①舌苔似有似无,甚则光剥如镜面;②苔厚松腐、四周如截、刮之即去、舌面光滑、苔垢不易复生者。此乃胃气衰败,是无胃气的征象。

胃肾乃舌与苔之根。《形色外诊简摩·舌苔有根无根辨》中说："根者,舌苔与舌质之交际也……无苔者胃阳不能上蒸也,肾阴不能上濡也。"

总之,舌象有神气、有胃气者,表明正气未衰,病情较轻或病虽重,但预后良好;舌象表现无神气、无胃气者,说明正气已虚,病情较重或不易恢复,预后较差。曹炳章在《辨舌指南·辨舌之苔垢·常变》中说："如平人无病常苔,宜舌质淡红,舌苔微白隐红,须要红润内充,白苔不厚,或略厚有底,然皆干湿得中,斯为无病之苔。"这是关于舌象胃气和神气的经典论述,对于掌握正常舌象有重要指导意义。在《辨舌指南·辨舌之形容》中有:"有胃气则舌柔和,无胃气则舌板硬。"

《辨舌指南·辨舌之神气》曰:"荣者,有光彩也,凡病皆吉;枯者,无精神也,凡病皆凶。荣润则津足,干枯则津乏。荣者谓有神,神也者,灵动精爽,红活鲜明,得之则生,失之则死。明润而有血色者生,枯暗而无血色者死。凡舌质有光有体,不论黄、白、灰、黑,刮之而里面红润、神气荣华者,诸病皆吉。若舌质无光无体,不拘有苔无苔,视之里面枯晦,神气全无者,诸病皆凶。"

(二)舌质和舌苔的综合诊察与分析

舌质和舌苔的变化所反映的生理、病理意义各有所侧重。在了解疾病的变化时,应分析两者的关系,将舌体和舌苔结合起来进行综合分析。一般而言,舌质(神色形态)主要反映脏腑气血津液的变化,舌苔的变化主要与感邪与病证的性质有关。观察舌质可以了解脏腑的虚实、气血津液的盛衰;察舌苔重在辨病邪的寒热、邪正的消长及胃气的存亡。正如《医门棒喝·伤寒论本旨》说:"观舌本,可验其阴阳虚实;审苔垢,即知其邪之寒热浅深也。"

清代周学海的《形色外诊简摩·舌质舌苔辨》还说:"若推其专义,必当以舌苔主六腑,以舌质主五脏。舌苔可刮去者,气分之事,属于六腑;不可刮,即渐侵血分,内连于脏矣。"

临证必须牢牢掌握舌质、舌苔的基本变化及其主病和相互关系,将两者结合起来进行综合,以探求疾病的本质。具体归纳为以下几种情况讨论。

(1)舌质或舌苔单方面异常。无论病之新久,病情尚属单纯。如舌体正常为淡红色,而伴有苔质干、厚、腻、滑、剥等变化,或苔色呈现黄、灰、黑等异常时,则主要提示病邪性质、病位深浅、病势盛衰和消长等方面的情况,而正气尚未明显损伤。故治疗应以去邪为主。若舌苔为正常的薄白苔,而舌质或老、或嫩、或胖、或瘦,或出现裂纹、芒刺,舌色呈现红绛、淡白、青紫等变化时,则主要反映脏腑功能的强弱或气血津液的盈亏及运行的畅滞,或为病邪损及营血的程度等,治疗应着重调整阴阳、调和气血、扶正祛邪。

(2)舌质和舌苔变化一致。此提示病机相同,主病为两者意义的综合。例如,舌质红苔黄而干燥主实热证;舌红绛而有裂纹,舌苔焦黄干燥,多主热极津伤;舌质红瘦,苔少或无苔,为阴虚内热;舌质淡嫩,苔白润主虚寒证;若青紫舌与白腻苔并见,说明气血瘀阻、痰湿内阻的病理特征。

(3)舌质和舌苔变化不一致。应对两者的病因、病机及相互关系进行综合分析。例如,①淡白舌黄腻苔者,舌淡白多主虚寒,而黄腻苔常为湿热之征,舌色与苔色所反映的主病虽有寒热之别,但舌质主要反映正气,舌苔主要反映病邪,所以脾胃本虚寒而感受湿热之邪可见上述舌象,说明此乃本虚标实,寒热夹杂的一个病理征象。②红绛舌白滑腻苔者,舌红绛属内热盛,白滑腻苔常为寒湿内阻的征象,舌体与苔反映了寒、热两种性质不同的病证。分析其成因,一种情况是由于外感热病,热入营分故舌色红绛,而气分有湿则苔白而滑腻;另一种情况是素体阴虚火旺,复感寒湿之邪或饮食积滞,也可出现红绛舌白滑腻苔。所以,当舌体和舌苔变化不一致时,一般提示体内存在两种或两种以上的病理变化,病情比较复杂。舌诊的辨证意义亦应是两者的结合。临证要深入分析、处理好疾病的标本缓急关系,绝不可轻易从舍。

二、舌象的动态分析

在疾病的发生和发展过程中,喻为人体一面镜子的舌象变化极其灵敏,舌质的变化反映脏腑气血的盈亏,舌苔的消长反映体内正气与病邪相争的过程。通过对舌象的动态观察,可以及时了解疾病的进退、顺逆等病变态势,掌握治疗的主动。

正如前述,如外感病中舌苔由薄变厚,表明病邪由表入里;舌苔由白转黄,为病邪化热入里的征象;舌色由淡红转红绛,苔转干燥,多为邪热充斥、气营两燔;舌质红绛,舌苔剥落,甚则舌苔剥落殆尽,舌面光滑如镜,多为热入营血、气阴耗竭。在内伤杂病中,舌象亦反映出一定的变化规律。如中风患者,舌淡红苔薄白,表明病情较轻、预后较好;若舌转红、红绛或暗红、紫暗,苔转黄腻或焦黑,舌下络脉怒张,表明出现风痰化热、瘀血阻滞的病理变化(图3.123至图3.126)。

图3.123示舌色变暗、青紫,苔转腻,说明血瘀加重,病进。

图3.124示舌苔由白转黄,舌质由淡转暗,提示痰瘀加重,病情由轻到重。

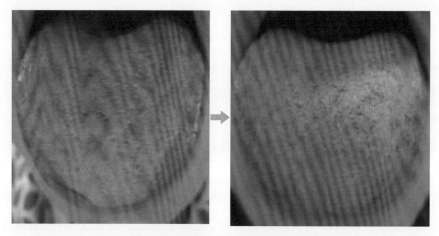

图3.123 舌色变暗、青紫,苔转腻

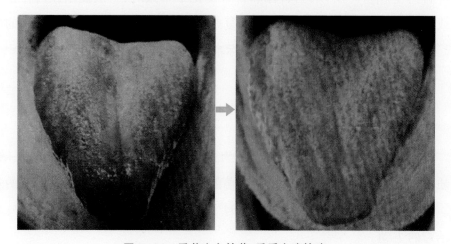

图3.124 舌苔由白转黄,舌质由淡转暗

　　反之,舌色由暗红、紫暗渐渐转为淡红(图3.125至图3.127),或舌苔从黄转白,从厚转薄(图3.128和图3.129),均提示病情趋向稳定、好转。掌握舌象

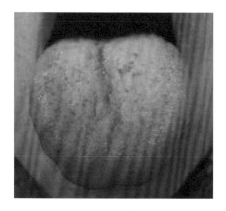

图3.125　治疗前舌紫暗,瘀血较重

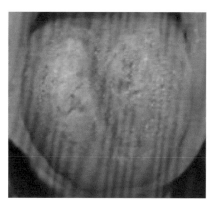

图3.126　半月后舌色转浅苔渐退

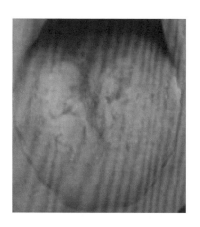

图3.127　又两周后舌转明,食欲增

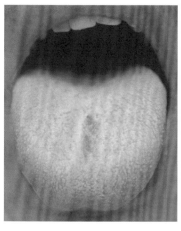

图3.128　治疗前黄厚腻苔

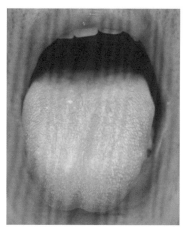

图3.129　治疗中,淡黄薄腻苔

与疾病发展变化的趋向,能充分认识疾病不同阶段所发生的病理改变,为早期诊断及治疗提供重要依据。

【按语】

1.清代曹炳章的《辨舌指南·辨舌之苔垢》中有:"如平人无病常苔,宜舌质淡红,舌苔微白隐红,须要红润内充,白苔不厚或略厚有底,然皆干湿得中,斯为无病之苔。"这是关于舌象胃气和神气的相关论述,对于掌握正常舌象有指导意义。曹氏又说:"苔薄者表邪初见;苔厚者,里滞已深。"又说:"无病常见白厚苔者,多里滞脾虚湿盛也。有病而苔不显著,多中亏胃枯液涸也。病本无苔而忽有者,胃浊上泛也;病本有苔而忽无者,肾阴将绝也。苔之变色,亦有因误药而致者。"皆苔之动态变化规律。《辨舌指南·辨舌之神气》曰:"荣者,有光彩也,凡病皆吉;枯者,无精神也,凡病皆凶。荣润则津足,干枯则津乏。荣者谓有神,神也者,灵动精爽,红活鲜明,得之则生,失之则死。明润而有血色者生,枯暗而无血色者死。凡舌质有光有体,不论黄、白、灰、黑,刮之而里面红润、神气荣华者,诸病皆吉。若舌质无光无体,不拘有苔无苔,视之里面枯晦,神气全无者,诸病皆凶。"本段以舌神的荣枯变化定病之吉凶。

2.清代刘恒瑞的《察古辨症新法·苔色变换吉凶总论》中有:"苔黄为正,白次之,无论何症,若用药当,皆由白而黄,由黄而退,由退复生新薄白苔,此谓顺象。无论何症,若用药不当,则由黄而白,由白而灰,由灰而黑,由活苔变为死苔,此逆象也。骤退骤无,不由渐退,此陷象也。"本条以苔色的变化测病之顺逆进退。刘氏在《察舌辨症新法·苔之真退假退驳去辨》中说:"苔之真退、真化,与驳去、骤退,有大分别。真退必由化而退,何谓化退?因苔由厚而渐薄,由板而生孔,由密而渐疏,由有而渐无;由舌根外达至舌尖,由尖而渐变疏薄,由退而复生新苔,此皆吉兆。若骤然退去,不复生新苔,或如驳去,斑斑驳驳,存留如豆腐屑铺舌上,东一点,西一点,散离而不连续,皆逆象也。皆因误用攻伐消导之剂,或误表之故,胃气胃汁俱被伤残,故有此候。"此段从苔的真退与假退的动态变化过程中,辨病之顺逆。

3.清代周学海的《形色外诊简摩·杂病舌苔辨证篇》有:"风温首伤肺经气分,故舌多无苔,即有黄白苔,亦薄而滑,渐次传里,与胃腑糟粕相为抟结,苔方由薄而厚,由白而黄,而黑而燥,其象皆板滞不宣。迨下后,苔始化腐,腐者,宣松而不板实之象,由腐而退,渐生浮薄新苔一层,乃为病邪解尽。"本条简述温病进退有关舌的动态变化规律。

4.清代何梦瑶的《医碥》有:"热邪传里,则苔渐生,由白而黄而黑,由润而燥而拆裂,由滑而涩而芒刺,皆以热之浅深微甚为层次。"

5.苔的消退和增长,是正气和病邪互为消长的过程。凡舌苔由薄而厚,标示病在进展;反之,苔由厚而薄,是正复邪退。但苔的增长与消退应以逐渐为好。出现骤增骤退,则多有病情的暴变。如薄苔骤增,表示病邪快速入里。厚苔迅速消退,预示着胃气有暴绝的趋向。

6.《中医舌诊》论及,如果不是真退,临证时要注意几种情况:①苔骤然退去,不再生新的苔,以致舌面光洁如镜,这是脾胃津气衰竭的现象;②苔呈多块剥落,而舌面上仍斑斑驳驳地存留,有如豆腐屑铺在舌面一般,东一点,西一点地散乱存在,为胃气胃液两被伤残之候;③满舌厚苔突然退去,但舌面仍留腻涩污质,或者残留朱点,或者残留着发纹状的东西,都属于假退,稍隔一两天便要继续生长厚苔;④满舌厚苔,只有舌中部剥落一瓣,有的呈现罅纹,有的呈现凹点,舌面色红而燥,这便要慎防其津液脱失、中气衰竭;⑤厚苔忽然退去,舌面光而燥,每见于胃气渐绝的时候。凡此种种,都是苔的假退,而不是真正的消失;都属于病变的增进,而不是病变的好转。在舌的动态观察中,必须要辨清苔之真退和假退,不被假象迷惑而扰乱治疗的思路。

7.观舌苔润燥的动态变化,一般反映热邪伤阴和化燥的程度;但亦有因阳虚气不布津而现舌燥的。这一点往往被初学者忽略,故此再次重申如下。章虚谷《伤寒论本旨》说:"干燥者,邪热伤津也。"临床有苔黄而干燥为胃热;苔黑而干燥,多为热极而阴竭,或为痰热结胸;苔黑干燥而中心厚者,属于脾燥肾竭;若舌黄黑干燥,甚至干焦罅裂芒刺,总属实热证。对于苔虽干燥而非热证,属于阳虚,气不布津而致舌燥的,《伤寒论本旨》强调说:"干燥者,阳气虚,不能化津上润也。"其症应具口干而不渴,或渴而不欲饮,舌质多现淡白而非红绛的特点。临床当予明辨。不可一见舌燥,概以热邪伤津而论之。两者的治法迥然不同。阳虚者当予温阳化气的方法。

8.清代汪宏的《望诊遵经》曰："由是视其苔垢,舌常有苔也,无苔者虚也,苔垢薄者,形气不足;苔垢厚者,病气有余。白苔者病在表,黄苔者病在里,灰黑苔者,病在少阴。苔色由白而黄,由黄而黑者病日进,苔色由黑而黄,由黄而白者,病日退。此皆苔垢之目也。"此段从苔之有无、薄厚、苔色转化等方面辨病之进退、顺逆。

《望诊遵经》又指出:"故察津液之多少,可知肾气之盛衰;察津之滑涩,可知病气之寒热。"总之,出现滑苔,是体内有湿有寒的征象。曹炳章的《辨舌指南》认为:"滑苔者,主寒主湿也。"可谓提纲挈领、一语中的。因为临证多有医者只注意津伤舌燥,而忽略因阳虚而津失输布也会引起舌燥,故在此处再次强调,万望引起重视。

9.《辨舌指南》有:"滋润者其常,燥湿者其变,润燥为津液未伤,燥涩为津液已耗。湿症舌润,热症舌燥,此理之常也。"但滋润与润滑是有区别的,"滋润是津液适度……滑为水滑……滑者津足,扪之而湿"。"滑苔"一般是有寒、有湿的表现。凡上中下三焦阳气衰少,不能运化水湿,因之水湿潴留,而为饮为痰。又说:"滑苔者,主寒主湿也,有因外寒而滑者,有因内寒而滑者……"

由于患者体质不同和各种致病因素及所出现的病理转归极为复杂,故所表现的舌象变化也是千差万别的。历代医家总结了许多典型舌象。

如《舌鉴辨正》列出了149种舌象,《辨舌指南》列出了144种舌象,但也未能概括无遗。只有了解了各种舌象形成的原因,熟知舌象的各种类型及其病理意义,及其动态变化的趋势和规律,才能做到胸有成竹、灵活应变、临危不乱、辨证准确、治疗恰当。

临证察苔之润燥,必先暂停饮液体之类,以免影响诊断的准确性。苔之燥润糙黏,须以指摸为准。并排除染苔(偶食酸甜之物如饮料、橄榄等苔变黑色;食枇杷苔变黄色)。然染苔多润而不燥,刮之即净。

总之,诊察任何疾病,必须贯彻"整体观念"和"四诊合参"的原则。继之以辨证求因、审因论治。舌诊的运用也是如此,不可只突出或强调一点,而忽略其余。

第四章　舌诊的现代研究进展

舌诊是中医诊察疾病最重要的方法之一,属于中医望诊的范畴。由于舌与脏腑、经络、气血津液的关系十分密切,舌的动态变化反映其生理功能和病理变化,因此舌诊被历代医家所重视。近些年来,随着现代科技发展及其在医学领域的广泛使用,众多国内外学者试图从理论上和临床上探索其形成的原理和实用价值,使舌诊逐步实现客观化、科学化,避免肉眼观察的误差,并且取得了很大的进展,主要表现在以下几个方面。

一、舌质的现代研究

舌质即舌的本体,是舌的肌肉和脉络组织。舌质的变化主要反映人体气血津液的虚实及脏腑精气的盛衰、存亡。西医学认为,舌是肌性器官,由纵、横和垂直3种不同方向的骨骼肌交织而成,具有协助咀嚼、吞咽、感受味觉和发音的功能;舌体表面附着一层淡红色的黏膜,即舌黏膜,其表面可见许多小突起,统称为舌乳头,内有丰富的神经末梢,主司味觉。舌乳头分为丝状乳头、蕈状乳头、叶状乳头和轮廓乳头4种,其中,蕈状乳头内的微血管丛构成情况,以及微循环状态的改变,是舌质变化的主要原因。以镜面舌为例,其特征即为舌乳头萎缩,甚至消失,舌上皮变薄,表面光滑无苔,呈粉红色、红色或橙黄色,舌体缩小。

淡白舌　淡白舌的形成主要与红细胞减少、白蛋白合成障碍、血红蛋白偏低、组织水肿等因素有关,内分泌腺功能不足、基础代谢降低、消化吸收功能紊乱等可为辅助因素。其主要见于贫血、慢性失血、营养不良及能量代谢障碍等慢性消耗性疾病。由于贫血及代谢障碍,可使舌黏膜及舌肌表现色淡;由于组织水肿,可使舌质出现浮胖娇嫩的现象,使舌质更淡,从而形成淡白舌。舌淡的另一原因是舌上丝状乳头的改变,因丝状乳头呈白色且遍布舌体前2/3部分,故望之色淡。

红绛舌　红绛舌的形成原理是多方面的,如高热伤阴、维生素缺乏、脱水,外科手术等造成体内阴液不足为主要原因,而贫血、昏迷多为辅助因素。此外,舌蕈状乳头相对增多、丝状乳头减少和消失也是影响舌色变红的因素。舌体充血则舌大而赤,红绛舌是舌组织毛细血管极度扩张的结果,与血液高凝状态有关。申维玺等通过大量试验发现,IL-1和TNF是重要的炎性细胞因子,可以产生前列腺素类、一氧化氮、白三烯类物质等各种黏附因子,引起毛细血管扩张、血管通透性升高、炎性细胞浸润等病理改变,最终引起舌红、颧红。此外,激素是维持机体内外平衡的一个重要调节因素,对舌质影响较大。临床上,内分泌障碍患者常伴有舌象的变化,如甲状腺功能亢进患者,过量的甲状腺素促进血液循环,扩充血管,常出现红舌或绛舌。月经期女性舌色变红可能与雌激素水平升高引起周围血管扩张有关;肝脏对雌激素的灭活能力减退可能导致肝硬化或肝性脑病患者出现红绛舌,两者间接地说明雌激素可能是形成红绛舌的因素之一。红绛舌同时多见于感染性疾病和慢性消耗性疾病。

青紫舌　青紫舌多见于肝胆系统疾病和各种原因引起的心肺功能不全,以及癌肿患者。其形成原因主要与缺氧、静脉瘀血、血流缓慢、血液黏度增高、毛细血管扭曲畸形、微循环障碍有关。其他如红细胞增多、饮酒、色素沉着、血中寒冷凝集素增高等,可谓辅助因素。微血管通透性升高,蕈状乳头中微血管周围的渗出、出血明显,这些变化可能均是舌质变紫暗的病理基础。在裂隙灯下观察青紫色多半隐现于黏膜下层,蕈状乳头可见血管袢异常,呈花瓣样或发团状,并见扭曲、扩张及瘀血现象,而舌苔变化无明显特征。故认为青紫色的色泽主要来源于黏膜下层的血液成分,或与其他血液流变学的改变有关。舒诚荣等研究发现,大多数中晚期肿瘤患者的血液呈高凝状态,主要表现为血液流变异常、微循环障碍,以及血液凝固性增高,故舌象多以舌质紫暗、舌下络脉青紫为主,对于全舌青紫患者,在放疗过程中要警惕大出血之可能,因此,青紫舌在癌症的诊断与预后判断中有着极大的价值。

胖大舌　胖大舌主要与舌之结缔组织增生、水肿或血管淋巴回流障碍等因素有关,常见于贫血、黏液性水肿、慢性肾炎、慢性胃炎等疾病。

瘦薄舌　瘦薄舌主要由于舌体长期得不到血液的供应,舌的肌肉和黏膜萎缩而成。常见于消耗性疾病,同时多伴有全身瘦削。

强硬舌　强硬舌多由中枢神经系统疾患所引起,多见于高热神昏、肝性脑病、脑卒中、脑震荡及脑挫伤等患者。

歪斜舌　属于全身疾病时,多见于脑血管意外脑卒中后遗症;属于局部病变时,则多为舌下神经受压迫引起。

痿软舌　痿软舌常由唾液分泌减少、神经系统疾患,以及舌肌病变引起。

颤动舌　舌体伸缩时时颤动,常见于高热、甲状腺功能亢进、体虚软弱及某些神经系统疾病患者,或慢性酒精中毒者。

芒刺舌　芒刺舌又称点刺舌,主要由于热病后期营养状况紊乱、舌乳头上皮萎缩、角化物脱落、丝状乳头向菌状乳头转化致菌状乳头明显增多,同时,黏膜固层中血管充血扩张,使菌状乳头肿胀、充血,高凸于舌黏膜表面而成。点刺舌的舌尖和舌前缘两侧的蕈状乳头数目增多,大小正常,或轻度肿胀而隆起,呈颗粒状,色红润,多见于急性发热性疾病的极期,如烧、烫伤,流行性乙型脑炎、猩红热、流行性脑脊髓膜炎等的高热期,也可见于失眠、夜间工作紧张或嗜食辛辣刺激等食品者。

红星舌　红星舌星较点大,同样由于蕈状乳头增生、红肿、充血而形成,常密集于舌尖或舌前中部,呈草莓状,故亦称为草莓舌。常见于发疹及多种热病的热盛期,如川崎病、猩红热等热性疾病的典型特征之一即草莓舌。

裂纹舌　舌上裂纹主要是由于舌黏膜萎缩、黏膜下的舌肌透出舌面、舌肌上的纵纹或横纹显现而成,属于较为严重的舌萎缩性病变。研究发现,维生素 B_2 缺乏可能是裂纹舌的病因之一;维生素 B_3 和微量元素铜可能在某种程度上影响了裂纹舌转归。芬兰学者首先对裂纹舌进行了扫描电镜观察,发现5个特点:①病变区丝状乳头增大,毛状结构消失;②裂沟底及侧壁无乳头,仅为黏膜隆起;③非角化细胞表面的微裂是平行或分枝的,角化的蜂窝状细胞少见;④细胞表面很少有微生物附着;⑤裂沟内和乳头间的细胞之间可发现楔形裂隙。病理性裂纹舌红者常见于高热、脱水患者;裂纹舌淡者常与萎缩舌同见于维生素B族缺乏症导致的慢性舌炎或营养不良等其他慢性消耗性疾病。此外,刘培禄等研究发现,健康人群中约0.5%的人舌有裂纹,无论疾病或健康。裂纹不变不痛,裂纹中有舌苔覆盖,且舌色荣润,运动灵活,味觉正常,为先天性舌裂。裂纹处有无舌苔覆盖是鉴别生理性和病理性裂纹舌的重要依据。

齿痕舌 关于舌边的齿印,有人认为是由舌之肥大、压迫于齿缘而显齿印。另有人认为,任何原因引起舌肌肉张力丧失,如低血压、缺铁性贫血,均可致舌边呈锯齿形。还有人认为,齿痕舌的原因有心脏病循环障碍及肾病泌尿障碍。钱心如等用舌蕈状乳头计数和舌尖微循环方法研究齿痕舌凹陷区与凸出区的血供与营养状况,并与正常淡红舌加以比较,发现齿痕舌的微循环改变有以下几个方面:①供血障碍。蕈状乳头的微血管丛减少,毛细血管动脉臂比静脉臂纤细,这两种表现在齿痕舌的凸出部更为明显。异形微血管丛的量较正常增加。②局部缺氧及营养不足。舌蕈状乳头的数量与血供成正相关性,齿痕舌蕈状乳头数量较正常人低。③组织水肿。齿痕舌蕈状乳头的直径较正常明显增大,是由乳头内部的固有层组织中水液潴留所致。喻方亭用微循环显微镜观察尿毒症肾阳虚患者同一次血透前后的舌尖微循环发现:透析前125例患者中舌胖大有齿痕者108例,透析后舌胖和齿痕程度稍有减轻。舌尖微循环可见舌乳头内微血管祥模糊和渗出,血液透析超滤(脱水)后血管祥较清晰、渗出减少。因此,舌微血管祥的渗出是舌胖大有齿痕的形成原因之一。钱氏还用光学显微镜和电子显微镜观察方法对照检查了齿痕舌凸出部、凹陷部,以及正常舌边的组织及细胞形态学表现,认为齿痕舌的主要病理变化为:①上皮层变薄。上皮层在正常舌最厚,凹陷部次之,凸出部最薄。这可能与局部营养状况有关。②粗面内质网的改变。在基底层和棘细胞层,粗面内质网减少、扩张、核糖体丢失,这些表现提示粗面内质网合成蛋白功能障碍是细胞损失的表现之一。③张力丝减少齿痕舌张力丝减少,棘细胞和基底层的细胞间隙增大,呈稀疏的网孔状。指状乳突桥粒减少说明齿痕舌的细胞连接不良。④细胞组织的水肿。主要是局部缺乏营养,致细胞膜通透性增加,水液溢出血管渗入细胞。另一方面,淋巴回流不畅,不能带走多余的水分。⑤弹力纤维缺乏。该纤维的缺乏导致对牵拉作用的耐受力降低,故受牙齿的压迫而成锯齿状。此外,日本的三谷氏指出,齿痕舌与维生素B族缺乏症、糖尿病、甲状腺病明显关联。

镜面舌 主要为丝状乳头及蕈状乳头萎缩形成,使舌面之乳头全部消失而呈光滑一片,平如镜面,望之发光,扪之干燥无津。现代研究普遍认为,镜面舌类似于萎缩性舌炎在舌部的特征。萎缩性舌炎不是一种独立性疾病,它是由身体内缺乏B族维生素、烟酸或严重贫血等所致。现代研究普遍认为,镜面舌类似于萎缩性舌炎在舌部的特征。马必生等对镜面舌患者口腔局部进行酸碱度检测,多偏酸性,唾液淀粉酶活力非常明显受到抑制,口腔培养显示口腔局部多有致病菌或真菌生长。在镜面舌的舌印片观察中发现细胞数明显增加,却很少见角化或不完全角化细胞和颗粒细胞、上层棘细胞。这些细胞均有不同程度的坏死现象,其中最明显的是核变化。在舌印片的背景中,还可见密集或成堆的白细胞,有的还可见大量巨噬细胞,反映舌局部较激烈的炎症反应。有的镜面舌印片背景中白细胞偶见或缺如,却可见大量细菌。以上均说明舌局部因感染是镜面舌的形成原因之一。戴豪良等用放射性核素SN标记氨基酸,作为示追踪剂测定体内蛋白质代谢的动力过程,观察到光剥舌态患者的蛋白质平代谢均为负平衡,蛋白质合成、分解速度较正常人有非常显著的增快,且分解速度明显大于合成速度,这与光剥苔患者呈消瘦、乏力等虚弱状况相符。故而认为蛋白质代谢紊乱,其分解、合成速率的改变可能是疾病病理变化的基础之一。

舌下络脉 舌下络脉即西医所谓舌下静脉,其位于舌系带左右两侧纵行的淡紫色络脉,其管径不超过2.7mm,长度不超过舌下肉阜到舌尖连线的3/5,颜色暗红,无分支和紫点。中医学认为舌下络脉具有沟通脏腑经络的功能,络脉与脏腑经络相连,可将气血津液灌注到脏腑器官当中,又可表现脏腑经络的寒热虚实、气血盈亏之变化。有学者在研究中发现,舌下络脉异常的迂曲增粗及细络增多、颜色紫暗等血瘀证表现多与VEGF及其受体2、HIF-1α的蛋白和mRNA、PLT等表达具有一定的相关性,提示在异常舌下络脉的形成过程中,如VEGF、HIF-1α等物质参与其中,对其形成起到促进作用。在病理状态下,舌下络脉血液黏度增加,血小板活性增强,局部血流速度变慢,导致纤维蛋白沉积,从而使血凝升高,舌下络脉颜色变为紫暗,血管压力升高,甚则静脉肿胀或怒张,进一步发展可出现舌下静脉迂曲。舌底络脉异常包括粗细、颜色、迂曲、长短、瘀斑等方面的变化,提示机体不同程度的病变,以及脏腑的气血津液运行是否正常,常见于心脑血管疾病、肝脏疾病、糖尿病、肿瘤等患者。

二、舌苔的研究进展

舌苔是布于舌体表面一层苔状物,是脾胃之气上熏、胃津上潮、凝聚于舌面所生,可以作为临床诊疗疾病的重要依据之一,因为其润燥反映体内津液的盈亏和输布情况,厚薄的改变反映了邪正的消长进退,舌苔的变化反映了脏腑的变化,两者息息相关。现代组织学研究表明,舌苔的形成,主要是丝状乳头分化,复层鳞状上皮分化成完全角化,不完全角化的角化树,在角化树空隙中,填有脱落的角化上皮细胞,并与唾液、食物残渣、细菌、渗出的白细胞等混合而形成舌苔。厚苔的形成与舌上皮增殖加速、细胞退化延迟、剥脱减慢等密切相关。剥苔则是由体内各种原因导致舌上皮质角化过程发生障碍,缺乏次级乳头及表面细胞黏着力降低而形成的一种舌象。

德国的VolkerRush博士在20世纪70年代提出基于细胞水平或分子水平的微生态学后,其在近几十年里迅猛发展。因其能更深层次地揭示生命的本质与疾病发生的机制,故其在医学领域的应用对疾病的诊疗做出了极大的贡献。随着当今微生态学研究的不断深入,舌苔微生态成为新的研究热点。相关研究表明,舌背上的每一个细胞都平均附着100个细菌,而口腔内的其他细胞平均只有25个细菌附着,所以舌苔是一个相对独立而复杂的微生态系统。通过舌苔微生态系统的检测观察反映人体各系统的变化情况,正是中医"见微知著"这一基本原理的完美体现。王静对52例急性胰腺炎患者的舌苔样本进行镜检,结果显示,其舌苔细菌总数不论轻症、重症均较健康者少,可能与药物治疗及患者机体的免疫作用有关。而相对厚苔者,薄苔样本的细菌菌落总数明显更少。就构成结构上来说,厚苔者的厌氧菌比例更高,这也表明了中医舌苔类型的形成与舌苔菌群有很大的关联性。

对于脾胃生气与舌苔脱落细胞的关系,兰州医学院许自诚等曾对114例胃肠疾病患者与正常人舌苔脱落细胞的变化进行观测,发现所有脾胃虚寒患者舌苔脱落细胞的角化程度普遍低于正常人。他们对其中50例患者通过"调理脾胃"治疗,使脾胃功能有所恢复,舌苔明显好转,同时,其舌苔脱落细胞的角化程度均有普遍升高。因而提示,舌苔细胞的角化程度与脾胃生气的盛衰有关。脾主运化,当脾胃功能低下,人体消化食物、营运养料的功能均受影响,致使"开窍于口"的舌黏膜细胞因营养障碍,代谢迟缓而角化减慢,从而也影响了舌苔的变化。对此,贺祖喜提出"胃黏膜可能产生一种因子,影响舌部及舌苔"。

白苔　在正常情况下,由于口腔的咀嚼、吞咽动作,以及唾液与饮食的冲洗,可以使丝状乳头间的物质及角化上皮脱落清除,使舌苔仅表现为薄白一层。白苔、薄白苔一般见于健康人,但亦可见于患者,而有不同的意义。秦氏曾将31例薄白苔患者与70例健康人薄白苔舌脱落细胞的检测结果进行比较,结果显示,前者舌苔上皮细胞角化程度、白细胞数目等均较后者有明显差异。袁氏等对健康人正常舌象(淡红舌、薄白苔)、健康人舌苔正常舌质异常和患者正常舌象3组受检者的舌苔脱落细胞进行检测比较,结果显示,较之健康人正常舌象组,后两组的不全角化细胞显著减少,渗出的白细胞却明显增多。这表明舌苔细胞学的变化,不仅与形成舌苔的丝状乳头代谢有关,也与舌质的局部代谢,或因疾病影响到舌组织血运、营养,致使舌黏膜上皮组织的生理特性发生变化有一定的联系。一般厚苔的形成主要由丝状乳头角化补全层增厚,而角化层变薄或消失,以致不易脱落所致。当口腔唾液分泌增多或气管内痰液分泌增多,浸软了舌的角化细胞或角化不全细胞,而表现为该类细胞肿胀、不易脱落,同时,由于老的角化细胞不脱,而新的角化又增,故使舌苔白厚而腻。关于厚白苔的观察,许多学者认为,其背景较脏,可见到较多的上皮细胞、细菌、真菌,有的白细胞成堆出现,可有单核或多核细胞。此类舌苔者常因消化功能紊乱、食欲减退或轻度发热等,影响舌的自洁作用。

黄苔　黄苔的形成,与炎症感染及发热导致消化系统功能紊乱的关系最为密切。局部丝状乳头的增生,口腔唾液腺体的分泌减少,同时加上局部微生物的着色作用及局部炎症渗出等因素的作用等,共同形成了黄色的舌苔。有的人还认为,黄苔的形成与感染炎症发热而导致的自主神经系统功能紊乱、代谢失调和消化系统功能改变等因素有关。甘肃中医学院徐氏等观察了81例黄苔舌脱落细胞,发现其中性粒细胞、淋巴细胞均明显增高、进一步分析表明,出现消化症状者中性粒细胞、淋巴细胞均高于无消化症状者;燥黄苔较其他黄苔中性粒细胞升高。袁氏等对薄黄苔、厚黄苔、黄腻苔3类黄苔进行镜检分析,表明黄苔者各项舌苔细胞微观指标的异常率均高于正常薄白苔者,且呈薄黄苔组<厚黄苔组<黄腻苔组的趋势,与临床邪热程度一致。这一研究结果为对不同黄苔患者进行临床辨证提供了较为客观的微观舌象依据。

黑(灰)苔　黑苔的形成,不能用单一因素来解释,而应看作机体内在因素与外来因素共同作用的结果。如高热、脱水、炎症感染、毒素刺激、中枢神经系统功能失调,促使舌丝状乳头角质突起过长,呈细毛增殖;加上抗生素应用后的真菌、产色微生物的过度繁殖,引起过长的丝状乳头变成黑色。黑苔的形成过程可分为两个阶段:当丝状乳头角质突起过长,呈细毛状,颜色可仍为淡黄或灰白色,为丝状乳头增殖期;之后,此过长的细毛逐渐转黑,即为第二阶段,所谓黑色形成期。国外有学者认为,黑毛舌的形成是因口腔分泌物的pH值下降,阻断了丝状乳头上皮细胞的正常脱屑,因而角质层堆积,以后因为食物或有色微生物的染色,以及真菌的作用而发展成为黑色毛。山东中医学院秦氏等研究了200例各类病理舌苔,发现黑苔者上皮细胞计数增多,有重叠现象,其背景较脏,较之白厚苔、黄厚苔更为显著。黑苔者可见成堆的白细胞。胞浆不易着色,浆中颗粒粗大,部分细胞破碎,甚至仅能见到裸核。湖南医科大学附二院黄氏等的观察表明,无论是实证或虚实掺杂证,黑厚苔舌脱落细胞中完全角化细胞的比例均较其他各组高,显示出过度角化的趋势。陈泽霖教授认为,灰黑苔形成的过程可分为两个阶段:首先因肝肾阴竭、功能衰退,使舌乳头代谢缓慢,细胞角质层一直不脱落,突起过长,呈细毛状,颜色呈淡黄或灰色;此后,若高热、阴亏、毒素刺激、产色微生物增加等因素,致使过长的细毛转黑,此时在角化层间有许多脱落细胞、细菌、真菌菌落等。

苔之厚薄　舌苔的厚薄,决定于丝状乳头增殖的情况。丝状乳头短者苔薄,长者苔厚。吴正治等运用原位杂交、免疫组化技术观察了凋亡相关基因bax、fas、TGF-β_3在正常舌苔及常见病理舌苔上皮细胞中的mRNA转录水平和蛋白产物,发现与正常舌苔相比较,剥苔bax、fas基因过度表达伴随细胞凋亡增多,而厚苔bax、TGF-β_3mRNA低表达伴随细胞凋亡减少,舌苔上皮细胞中促凋亡基因bax、fas、TGF-β_3表达水平的变化趋势与细胞凋亡水平的变化趋势一致,在舌苔的形成过程中,特别是薄苔和厚苔的形成过程中,bax、fas基表达水平的变化可能是影响舌苔上皮细胞凋亡并导致舌苔厚度变化的重要原因之一。

苔之润燥　唾液分泌不足或舌面津液蒸发过快,轻者舌面少津,称为燥;重者望之无津,扪之涩手,称为涩;若干燥进而使苔生芒刺者,称为糙,主要与唾液分泌多少、唾液的黏度及蒸发快慢等有关,故燥、涩、糙苔常代表不同程度的伤津现象。广西的贾微等对7680例当代名医医案中燥苔与病性证候要素的关系进行研究,燥苔对阴虚、津(液)伤、热的诊断权值最高。唾液分泌过多或过黏时,舌面上常黏附一层半透明之唾液,使舌面湿润而滑,反光增强,即称为滑苔。

苔之腻腐　腻苔的形成主要为丝状乳头的密度增加,丝状乳头的角化树分支增加致密,其间的细菌、真菌、食物残渣、脱落细胞、渗出的白细胞等堆积而形成了腻苔。有人对腻苔的舌面电阻值和酸碱度进行了测定,其电阻值和酸碱度均较正常薄白苔为低,有显著差异。其认为舌面电阻值可作为腻苔的客观指标之一:腻苔舌的酸碱度偏酸,可能与副交感神经兴奋性增高、分泌较多的清晰唾液有关。国内许多人研究认为,无论是白腻或是黄腻苔,其制片的背景较脏、细菌较多、脱落细胞有堆积现象,而黄腻苔者尤甚。腻苔者脱落细胞上皮均有超角化现象,完全角化的细胞>10%者在白腻苔中占75.0%,在黄腻苔中达82.3%,两者均明显超过薄白苔者。腻苔的形成与舌苔菌群也有较为密切的关系。江西中医药大学的齐氏利用Illumina Miseq测序技术分别提取12份病理黄腻苔、12份生理黄腻苔及11份健康薄白苔的DNA样本进行高通量测序,发现变形菌、放线菌、奈瑟菌、韦荣球菌和嗜血杆菌可能会导致黄腻苔的形成,同时,变形菌、奈瑟菌、韦荣球菌可能是区分生理性与病理性黄腻苔的关键菌种。

苔之剥落 舌苔的剥脱是由丝状乳头萎缩造成的。舌苔多块剥落,称为花剥舌;舌苔剥落呈地图样、边缘凸起而部位时时转移者,称地图舌。前者提示阴虚之象,后者多见于过敏体质的儿童。上海医科大学的邱氏、胡氏,湖南中医学院的袁氏,山东中医学院的秦氏等研究认为,剥落苔者,舌苔细胞成片、成堆分布,于背景中可以见到较多的白细胞。其脱落细胞增多,10中心视野细胞总数达(116.67+33.36)个,较正常舌苔显著增多。制片中可见到较多的中层细胞,并且有不同程度的细胞坏死现象,如胞核固缩、碎裂、核染色质增粗、浓缩、深染、胞浆内有空泡。普遍认为细胞的坏死变性是光剥苔的重要标志。剥落苔者由于机体抵抗力低下,及外界生物因素的侵袭,致使大量累及浅棘层上皮细胞,导致其变性、萎缩、坏死、脱落,最后导致舌黏膜上皮除基底细胞以外全部剥光,舌乳头萎缩黏膜变平光如镜面,可见舌上皮细胞的过度角化、渐进性坏死后脱落,是形成剥落苔的病理基础。贾海霞等从舌上皮细胞,凋亡及凋亡相关基因bax、TGF-β$_1$表达的角度研究剥苔的基因分子的病理生理机制,结果显示,与正常薄苔比较,剥苔细胞凋亡增加,同时凋亡相关基因bax表达水平升高,而TGF-β$_1$表达水平降低、促凋亡基因bax表达上调可能是引起舌苔上皮细胞凋亡增加,从而导致舌黏膜剥脱的重要病理机制。

苔之有根与无根 有根之苔是由舌之丝状乳头增生所致,表明病邪刺激机体,而机体尚有抗邪之力。无根之苔,一为病之后期抵抗力极差时所呈现的糜腐舌苔;另一为久病原有胃气,舌上有苔,其后胃气缺乏,不能上潮接生新苔,而旧苔仍浮于舌上,则显现一片厚苔而无根。曾常春等对在体的舌苔进行在体纵向光学层析成像检测,结果表明,舌上表面从外向内有3层结构,分别为舌苔层、舌苔舌体连接层与舌体层,同时于病理检测结果比较发现,舌上外表层的舌苔层主要以分泌物,如聚糖等为主要支架;舌苔下为舌上皮细胞层,主要为鳞状上细胞,附有一个个突起结构,再下层是舌的主要结构,由大量的肌细胞、血管等组成。由此得出结论,舌黏膜上皮细胞层表现出一个个大小不等的突起结构,是维持舌苔正常结构与表现的基本保证。舌上皮细胞层结构与其功能,相当于中医舌苔的"根",其结构与功能的退化就是舌苔"无根"的根源。

随着现代生物学基础的发展,舌诊的研究正在向着客观化、微观化方向发展,国内外众多学者从细胞学、免疫学、代谢组学和蛋白质组学等方面对舌苔的形成机制进行了初步探索,并取得了一定的成果,且已深入到亚细胞和细胞代谢水平。同时,随着现代光学技术、数码技术、计算机技术提高,中医舌诊的客观化、定量化、标准化和客观化进程必将更加精准,以进一步揭示舌苔与临床诊断、治疗的内在联系,从而为中医的疾病诊断与治疗开拓一个新的方向。

三、舌诊与辨证

舌诊在中医辨证论治体系中占有举足轻重的地位。金元时期,我国第一部舌诊专著《伤寒金镜录》收录伤寒舌法 12 首,并首次将舌诊与八纲辨证相结合。明清时期,随着温病学派的兴起,出现了如曹炳章的《辨舌指南》等众多舌诊专著,这极大地丰富了舌诊的内容,也让众多医家在诊病辨证时对舌诊更加重视。《医门棒喝》言道:"观舌质可验其正之阴阳虚实,审苔垢即知邪之寒热深浅。"

舌诊在判断正气的盛衰、脏腑的虚实、邪气的寒热、病位的深浅,病情的轻重及疾病的预后等方面有着重要作用,随着舌诊的研究领域越来越广泛,众多学者对中医各辨证体系中的舌苔微生态展开了深层次的研究。

八纲辨证　有人对 161 例虚证、实证及虚实夹杂证患者的舌象和脱落细胞进行观察,认为三类证型由于病理改变不同,其舌象和舌苔微观均有差别,其中虚证患者舌苔脱落细胞角化的平均数高,完全角化细胞平均数低;实证患者舌苔完全角化细胞的百分率较虚证和正常人都高。苔面的细菌也多,而虚实夹杂患者介于虚实二证的检测结果之间。山东中医大学的刘拥军分别对阳虚证、阴虚证患者舌面的 pH 值进行过多种细胞组化染色,探讨中医辨证阴虚、阳虚舌象的细胞学特点,并以 80 例健康舌象作为对照。结果发现,正常人舌面的 pH 值接近中性,阴虚患者偏酸性居多,阳虚患者则以偏碱性居多;

巴氏染色阴虚组以不全角化细胞为主,阳虚组以完全角化细胞为主;两组患者舌上皮细胞糖原含量都高于正常组,阳虚组又高于阴虚组。因为细胞越老化,糖原含量越高,所以通过糖原染色可以了解舌上皮细胞的成熟程度;脂肪染色主要是观察白细胞,正常人见到较多的脂肪阳性细胞,根据形态特点多数是粒细胞。两组患者的脂肪阳性细胞均明显减少,且阳虚组明显低于阴虚组。Jiang 等结合中医寒热证对19例胃炎患者及8名健康志愿者的舌苔微生物16S r RNAV6高变区进行 Illumina 测序分析,分别确定了寒症123个、热症258个种属水平的OTU(同一类型的菌群),即"冷菌"和"热菌"。在此基础上,根据冷热证候的相关性构建了舌苔菌群平衡网络。

脏腑辨证　兰州医学院的许氏观察了胃肠疾病脾胃虚寒、肝胃不和、脾胃湿热、胃阴不足和气滞血瘀各证型的舌苔脱落细胞的改变均有一定差异,特别是脾胃虚寒型患者舌苔细胞的角化程度明显低于其他各组,这种现象可能是由机体处于"虚"和"寒"的病理状态时全身代谢迟缓、舌苔角化程度延缓所致。北京中医药大学的马子坤等对脾胃虚弱证、肝胃不和证、胃阴不足证、脾胃湿热证的148例慢性胃炎患者进行辨证,在高倍镜下观察各组受试者的舌苔脱落细胞,结果发现,与健康对照组比较,脾胃虚弱证组、肝胃不和证组、胃阴不足证组的受试者,舌苔脱落细胞中的ACP、LDH、SDH、疏基均降低,脾胃湿热证组受试者的ACP、LDH、SDH、疏基均升高;胃阴不足证组、脾胃湿热证组的受试者G1期细胞百分降低,S期细胞百分升高。Spearman 等级相关法分析,脾胃虚弱证组、肝胃不和证组、胃阴不足证组、脾胃湿热证组与ACP、LDH、SDH、疏基均有相关性。认为不同中医证型的慢性胃炎患者可出现不同的舌苔脱落细胞形态学变化,细胞周期差异较大,且细胞生化指标水平不同,这表明脾胃功能的盛衰在舌苔上皮细胞的代谢上有明显的反应。

卫气营血辨证　重庆市第一工人医院的何氏等发现,卫分证时,由于病位浅,病理变化尚未影响口腔唾液的分泌,故舌苔薄白而润,其舌苔角化细胞不多(67.5%);到气分证时,证虽入里,但正气尚强,此时舌苔角化细胞增至79.9%;营血阶段,病位最深,病邪入里,舌苔角化细胞分别达到91.4%和90.9%。此外,舌苔上渗出的白细胞亦随卫气营血的不同病理阶段、病邪的进展而相应变化。湖南中医学院的袁氏分析了121例温病患者的舌脱落细胞,结果表明,温病卫、气、营、血4类证型在舌微观上都存在一定与各类证型病理本质相应的时相性特征:舌微观指标的异常程度呈现出卫分证<气分证<营分证<血分证的递增趋势,反映了温病病情演变的连续性特征。

病性辨证 山东中医学院的秦氏等对中医不同辨证患者(湿热证、瘀血证、阴虚证、阳虚证、气血两虚证)的舌苔脱落细胞酯酶反应进行观测,结果表明,辨证各组非特异性酯酶含量明显高于正常值,其中阴虚证组明显高于阳虚证组;阴虚患者舌象变化明显,其酶的含量增高也明显。因而认为,舌苔细胞非特异性酯酶染色对研究病理状态下舌细胞的变化及中医阴虚、阳虚辨证分型有参考价值。有人对瘀血证的舌象特点研究表明:肉眼观察可见舌质紫暗,舌腹面黏膜混浊,有瘀血丝、瘀血颗粒、瘀斑瘀点、舌下络脉扩张。光镜下可见毛细血管、微小静脉扩张瘀血、黏膜上皮及棘层细胞增厚、核固缩、毛细血管内皮肥大细胞增生、腔内红细胞充盈、通透性增加。电镜观察有微循环障碍表现、血管内皮细胞肥大增生、管腔内皮红细胞聚集、管腔外渗血、肥大细胞浸润等,提示舌下络脉的改变为血瘀证的一个指标。

总之,中医舌苔细胞诊断学是一门发展中的新兴诊断方法,舌苔脱落细胞及微生态菌群的检查为中医辨证提供了本来所不具有的微观舌诊信息。其检查设备简单、取样方便、操作安全、患者无痛苦、可反复多次检查、动态观察等优点,为其在中医医疗研究和临床诊断方面进一步的深层次发展提供了可能。但是,在应用此方法研究中医诊断学时,应注意加强整体观念、动态观念和临床观念,同时将舌苔脱落细胞检测与其他舌诊研究方法相互结合,从多方面、多角度、多层次观察舌上皮细胞的变化,才能从整体揭示中医舌苔变化的客观规律。

四、舌诊客观化研究进展

舌诊是中医重要的诊断方法之一。《临症验舌法》一书所述"凡内外杂证,亦无一不呈其形,著其色于舌……"强调了中医舌诊的重要性。传统中医舌诊主要依靠临床医生主观判断获取,受环境、临床医生的经验、患者的伸舌姿势等主观因素的影响,使中医舌象资料难以客观记录和长久保存下来,这给临床、教学、科研带来了诸多不便,同样不利于学术交流。随着现代科学技术的开发和利用,舌诊与生物医学工程、大数据等学科不断交叉融合,诞生了一系列重要的新技术,极大地促进了中医舌诊的发展,尤其是计算机技术的发展,为中医舌诊细致化、系统化、客观化提供了新的契机。

舌象信息采集 舌诊的图像采集信息处理始于1986年,中国科学院合肥智能研究所与安徽中医学院的研究者合作,将《中医舌苔图谱》中的舌图转换为数字舌图,通过对这些数字舌图的定量分析,建立以舌象色度变化分析为重点的数字舌图识别系统。中国中医研究院西苑医院等运用计算机图像处理技术研制出"中医舌诊专家系统",翁维良等应用该系统对927例患者的舌质舌苔定量观察,探讨舌诊定量变化规律,结果表明,各类舌质舌苔有相应的RGB(R为红色,G为绿色,B为蓝色)数量特征;舌苔RGB值不仅与舌苔的颜色密切相关,而且与舌苔的厚薄、腐腻等变化明显相关,舌苔面积百分数基本上反映了舌苔的覆盖面积。成都中医药大学的宋海贝、温川飙等在建立面部图像信息数据库的基础上,提取典型面部和舌部的信息特征,实现面象和舌象特征信息的自动识别分析而构建AI的中医舌象面象辅助诊疗系统,以求达到智能精确诊断。

将数字图像处理技术与舌诊理论相结合,为舌诊建立客观、定量的指标,使其更明确、更客观地反映人体功能,众多学者在研制数字化舌象仪方面投入了大量的精力,并取得了一定的成果。例如,上海中医药大学研制的ZBOX型舌象仪,上海道生医疗科技有限公司研制的DS01-A型舌面脉信息采集及体质辨识系统、DS01-B中医舌面诊测信息采集系统,北京中医药大学研制的BD-SZ型舌象仪,北京工业大学研制的积分球式中医舌象分析仪等。道生医疗科技有限公司在前期研究的基础上,研发了手持式舌象仪,在模拟自然光照的环境下,利用数字成像设备采集舌图像,再对舌图像进行特征提取,报告舌象分析结果,并具有体积小、易于携带、满足卧床患者需要的优点。孙璇等对舌诊仪采集技术的文献计量研究发现舌诊仪所采用光线排名前两位的分别是自然光源和CIE标准光源,主要原因是CIE标准光源色温接近于自然光源,也更接近临床医生观察患者时所用到的光源条件。

彩色校正　因拍摄设备与计算机显示器色域无一一对应关系,不同的舌象采集设备,以及不同的采集环境,对舌象在计算机显示器上的彩色重现都有影响。在封闭环境下采集舌象,颜色校正主要需解决不同设备色域差别导致的失真,对此,北京工业大学提出了三刺激值与色貌评价相结合的在线彩色校正方法。该方法的关键是将舌体和自制的色标同时拍摄,矫正模型的训练和使用也同时进行。在开放环境下,解决光线因素引起的色域差别则成为关键,为此,刘齐等提出了一种中医舌诊图像的偏色检测及其颜色校正方法,采用等效圆的方法在Lab颜色空间进行偏色检测,并应用灰度世界和结合完美反射的方法进行舌诊彩色校正。但目前颜色校正方法多样,色彩管理的精度不同,尚与临床应用存在距离。

舌体区域分割　区域分割就是把图像根据不同类型的区域,如颜色、纹理背景,分割为一些特定的性质相似或相近的区域,并用这些相似的区域对图像进行分析和描述。近年来,有学者提出据纹理的均匀性、同背景的对比度、灰度,以及区域、尺寸、形状等准则,把性质大致相同或相似的邻近区域的像素组合在一起,构成一个同质域的基于区域生长的分割方法和采用轮廓跟踪、曲线拟合或边缘点连接等,先求出要分割区域的边界,然后再进行图像的分割处理边缘检测法等分割方法。这两种分割方法因脸部整体颜色较为接近,存在较大的不稳定性。因此,余兆钗等提出了融合多颜色分量的舌图像阈值分割算法,通过对RGB颜色空间中的颜色分量进行阈值分割,分别确定舌图像的人脸区域、真实舌体与上嘴唇的初始目标区域、舌根与嘴唇之间的间隙区域,最终获得舌体分割结果。马龙祥等又提出了利用高分辨率网络的舌象分割算法,使用区域定位网络识别舌体,并提取舌象原图特征,以生成建议框定位舌象所在区域,同时构建分辨率网络,提取该区域高分辨特征,来完成舌体区域分割。该算法分割结果平均达到98.2%。

舌质舌苔分析　舌质与舌苔是中医舌诊的两大主要内容,王学民等提出了绿色光源及白色光源相结合的方法分离舌质与舌苔。对于绿色、白色两种光源,分别采用自动和人机交互进行Snakes算法分割、互信息理论配准,以及聚类分类,从而分离舌质与舌苔。针对舌质舌苔的分析,在对舌质、舌苔特征分析的研究中,北京工业大学提出了3种方法。第一种方法是用多类支持向量机学习算法对舌体像素进行识别,进而对舌质和舌苔做定性、定量描述(包括舌色、苔色分布,舌苔的厚度、面积分布)。第二种方法是用基于学习矢量量化神经网络的舌色、苔色自动分类方法。在分类器的设计中,提出了基于"28"准则的训练样本筛选方法,并采用Fisher比率作为色度空间选择的依据,有效提高了分类正确率。他们提出的第三种方法是监督FCM聚类算法应用模糊点的概念,设计了多层去模糊处理和舌象类别标定方法,能够有效地对舌质、舌苔的颜色进行分类。

蔡轶珩等提出使用多类支撑向量机对舌色、苔色、苔厚样本的RGB特征进行训练,再利用得到的分类器对舌图像的像素进行预测识别,根据统计值得到舌色、苔色、苔厚指数的方法。Liu等将高光谱技术引入中医舌诊客观化研究,提出采用波谱角分类法用于中医舌质舌苔的颜色识别。

舌体胖瘦的分析方法　传统中医对于舌体胖瘦的判断较为主观,伸舌满口即为胖大,舌体瘦小枯薄即为瘦舌,受性别、年龄、体型等因素影响,判断标准难以统一。陈瑞球和刘斌等在小波纹理及灰度共生矩阵提取及补充特征的基础上,先采用支持向量机对舌体胖瘦进行定性分析,然后采用支持向量机回归对其进行定量分析,明显提升了分类效果。

舌齿痕的分析方法　齿痕舌的定量检测是包括齿痕的数量、宽度及深度的综合检测,钟少丹等提出了基于凸闭包结构的齿痕识别方法和基于曲线拟合的齿痕识别方法。上海的芮迎迎等出一种基于Mask Scoring R-CNN和迁移学习的舌象特征识别方法。该方法使用CNN提取特征,使用ResNet-101和特征金字塔网络(FPN)的主干网络,可以从低层次和高层次的网络中提取特征,根据不同比例绘制金字塔特征的级别。接着使用区域生成网络将从主干网络中提取的特征生成候选感兴趣区域(ROI)。最后为每个ROI检测并割齿痕,从而有效识别齿痕特征、准确定位齿痕位置、标定齿痕大小、提取齿痕个数。

舌裂纹特征分析　张璐瑶等提出了基于局部灰度阈值的舌象裂纹检测

方法,首先对图像进行拉普拉斯操作,以提高舌中区域对比度,并结合中值滤波去除增强后的噪声;同时根据区域内一致性原理判断图像中是否存在裂纹,最后利用局部灰度平方差分离裂纹区域与背景区域,该方法可以有效分离舌裂纹与背景,算法简单,实用性强,为裂纹舌客观化提供了较为可靠的技术支持。

舌体歪斜的分析　舌体歪斜与机体脏腑器官病理程度相关,是中医辨证论治的重要指标之一。蔡轶晰等提出了一种以对称原则确定中轴线,并结合嘴角定位,确定舌体歪斜指数,实现舌体歪斜的自动定量分析方法。

舌态润燥的分析　苏开娜利用二分光反射模型,通过分析舌苔图像亮斑像素点在RGB彩色空间的分布特征及亮度特征,提出亮斑区域的密度计算公式及亮度梯度计算方法,解决了亮斑的检测识别问题。由于舌苔表面的白色区域和水分亮斑区在颜色上都表现为亮白色,很难单纯用颜色特征的方法识别出来。华东理工大学的谢涛等分别通过区分白色区域和黏液区,成功解决了舌苔亮斑区的识别问题并定义了润燥系数,根据计算得到的舌苔润燥系数对舌苔的润燥进行分类,并与专业医生的评价结果进行比较,结果相差不到10%。

舌苔腻腐的分析　卫保国等根据腐腻苔的纹理特点,采用改进的子空间法将舌苔区分为固定的块,对各块投影长度比作为分类判别特征,来分析纹理结构的疏密。可行度不够高时,再结合表达颗粒粗的纹理粗糙程度特征进行分类,在分类结果的基础上给出整幅舌象图像的腐腻指数和描述。

舌下络脉的分析　孙丹萍等提出了一种基于特征聚类分析的舌下络脉自动提取方法,该方法在Lab色彩空间下,利用K-means聚类算法,根据聚类中心的位置,确定舌下络脉所在的聚类,并计算出舌下络脉的特征参数,对舌下络脉的宽度、长度及颜色进行精确计量。该方法对886例舌下图像数据进行分析,经中医医生判断,并成功提取舌下络脉839例,成功率达96.88%。闫子飞等采用近红外舌下络脉图像采集仪获取近红外舌下静脉图像,首先使用分水岭法去除舌质背景等干扰信息,然后使用动态灰度阈值法,在已获得的有效区域进行二值化,并结合近红外舌下络脉图像的灰度信息确定舌下络脉候选区域,最后根据舌下络脉区域的灰度一致性进行自适应的区域生长,获得舌下静脉轮廓,通过这种方法能更有效地分离舌下络脉与环绕在其周围的舌质背景,并准确地定位舌下络脉的完整边界。

舌图像数据库　王永刚建立了舌图像数据库包括舌象信息库和图像储存系统两部分。前者提供所有患者的信息和相关医学数据,后者存储原始舌图像和各种分析结果,信息库中的每一个记录都包含相关图像的一个指针,通过这些指针建立起舌象信息库和图像存储系统之间的逻辑联结,以提高舌象数据库的检索效率。

其他舌诊客观化研究工作　我国台湾地区的蒋依吾等以舌色为主要内容,应用增强影像对比、影像二值化及边缘检测等方法,实现舌体的分离、舌质与舌苔的分离。并运用模糊理论对利用色调特性与影像处理技术得到的各项舌特征进行分析,所有舌特征形成特征集,将各项特征进行交叉分析,根据中医辨证论治,对不同的病态取相关的舌特征以计算其相关模糊值,并综合判读结果。

上海的周越等应用了2DGabor小波变换和色度信息对舌体区域进行检测;运用统计方法标定舌质和舌苔点,以及确定其颜色。舌苔的厚度通过色度信息和2DGabor小波系数能量(GWTE)进行量化。在不同相位、有无舌纹情况下GWTE呈现出不同特性,用不变矩描述了舌区域的GWTE,从而对舌纹的多少做出了定性的说明。

得益于生物医学工程、大数据、深度学习、高速网络等技术的进步,中医舌诊客观化在近几十年得到了飞速的发展,也为中医舌诊的发展提供了新的研究方向。相比传统中医舌诊内容,舌诊客观化只能算是一个新兴的起步学科,还有很多技术难关亟待攻克,且尚未制定统一的标准。研究者需要打破传统医学的壁垒,积极学习和应用新技术,积极寻求多学科的合作,才能真正完成中医舌诊的客观化、整体化、体系化。从而将过去难以保存的中医舌诊资料更加真实完善的记录、保存、交流和利用,形成多种信息要素融合的中医特色诊疗平台,在继承和发扬传统中医诊断的同时,加快推进中医药的现代化、产业化。

五、舌诊的临床应用

(一)舌诊在肝系疾病中的应用

《灵枢·经脉》言:"肝者筋之合也,筋者聚于阴器,而筋络于舌本也。"阐述了舌象与肝脏的内在生理联系。对于肝脏疾病与舌象之家的联系,历代医家也多有描述。傅松元的《舌胎统志》提道:"绛舌卷缩者,为热毒伤肝。"曹炳章的《辨舌指南》也曾言:"鲜红而战者,血液亏肝风内动也。紫红而战者,肝藏热毒动风也。"黄娜等收集当代中医名家的7691个医案及1036例临床病例,探讨肝、胆与舌象的相关性,结果表明,多名家医案中涉及病位证素肝的有1895例,临床病例中涉及病位证素胆的有238例,肝、胆皆为临床上较为常见的中医病位证素,但两者相比较而言,肝病比胆病在临床上出现的频率相对更高,肝病中出现频率较高、较为常见的舌象是红舌、薄苔、黄苔、白苔,其中,肝与红舌、薄苔、黄苔的相关性可能更高,关系可能更为密切。

宁波中医院的王邦才等收集了的酒精性肝病患者收集所有患者的舌温、全血黏度、血浆黏度、纤维蛋白原等指标进行统计分析,酒精性肝病患者的舌象跟正常人的舌象有明显不同,多表现为绛舌、紫舌、青舌。从生物传热的理论角度分析,舌面温度是受到舌体的血液灌注率、血氧含量及血液流变学等参数的影响,纤维蛋白原是由肝脏合成,故当患者的纤维蛋白原随着肝脏合成功能减弱而减少,血液的凝固性减低,因此酒精肝患者瘀血舌象特点鲜明,不同瘀紫的舌象在舌温及血液流变学的表现中有明显差异,舌温及血液流变学的测定可为ALD瘀血舌象的诊断提供客观依据。

(二)舌诊在心系疾病的应用

《灵枢·经脉》言:"手少阴之别……循经入于心中。"系舌本。舌为心之苗,通过望舌色,可以了解人体气血运行情况,从而反映"心主血脉"的功能,而舌体的运动是否灵活、语言是否清晰,也能在一定程度上反映"心藏神"的功能。此外,舌的味觉与心神的功能也有关系,因此,舌象与心的生理功能、病理变化息息相关。

邵海云等通过比较冠心病患者异常指标与正常指标舌象参数RGB和HSV值,对204例冠心病患者的舌象分布特征进行分析,结果发现,从冠心病不同风险组发展至冠心病,舌尖颜色中蓝色分量增加、饱和度降低、舌尖青紫色逐渐明显、颜色变淡,这也与传统中医理论认为舌尖分属心肺相符合。此外,他们还对各证型冠心病患者在中医治疗前后的舌图参数做了对比研究,发现心阴虚组治疗前舌体多胖厚有齿痕,治疗后舌苔厚薄指数、齿痕指数下降;心阴虚组治疗前患者舌质光裂,多属少津之证,而治疗后舌色指数中的R值下降,舌色由深红到淡红,裂纹指数下降;痰浊组患者治疗前以腻苔为多见,治疗后舌苔腻腐指数下降。段梦瑶等对315例高血压病痰浊证患者的舌象特征进行分析研究,发现痰证对舌象的舌色、苔色、舌质纹理及舌苔厚度影响较大,痰证患者的舌色较无痰证患者偏淡、白,苔质纹理更加粗糙,舌苔更为厚腻。提升舌象客观化指标可以灵敏地反映高血压病的痰证存在与否及其程度,对高血压的诊断、治疗预后等有重要的指导作用。

(三)舌诊在脾胃系疾病中的应用

中医学认为,舌苔由脾胃蒸化谷器上承舌面而生成,且舌为脾之外候,足太阴脾经连舌本、散舌下,因此,舌象能反映脾胃功能的盛衰、全身营养和代谢功能强弱。

上海中医药大学的杨帅等通过研究发现,脾虚气滞型慢性萎缩性胃炎患者的舌色、苔色均较正常偏淡,且舌苔偏厚腻,齿痕更明显,舌质偏老,出现裂纹可能更多,剥苔面积可能更大。这可能与脾胃气阴不足、不能上承津液于舌、不能运化水液、酿生湿浊所致,舌质偏老说明脾胃虚弱的虚性病机之上,仍兼痰湿、气滞的实性病理因素。这也提示在治疗此类疾病补气健脾的同时,当配伍理气祛湿之品,为临床治疗提供了辨治思路。此外,由于舌与脾胃的关系较其他脏腑更为密切,舌苔微生态学在脾胃系疾病的应用也较为广泛,例如,Ye等研究发现,芽孢杆菌是慢性糜烂性胃炎患者黄色舌苔潜在的诊断性生物标志物等,此类研究在第二部分中多有叙述,不再赘述。

(四)舌诊在肺系疾病中的应用

肺系上达咽喉,与舌根相连,且舌尖代表心肺,舌亦为"外感温热病之候",当肺卫不抵外邪时,舌苔也会为之变化。同时肺通调水道,经三焦把津液输布全身,而舌之荣枯亦可反映全身津液盈亏,故临床诊治肺系疾病多赖于舌诊。

沈邹影等对128例支气管哮喘患儿的舌象研究发现,发作期以热哮证多见,舌色以红舌多见,舌形以瘦舌多见,苔色以黄苔、腻苔多见。缓解期以肺气虚证多见,舌色以淡红舌多见,舌形以胖舌多见,苔色以白苔、少苔多见,且发作期患儿舌象与正常儿童舌象的 H 值、S 值、V 值有显著性差异,为儿童支气管哮喘发作期的中医诊断提供了一定的客观依据。张才圣等的研究发现,COPD 稳定期患者由于肺气虚,不能助心行血,肾阳虚不能温通血脉,心阳不振血行无力,故最常见舌象为舌苔薄白、舌淡红或舌紫暗,提示该病多由虚、痰、瘀血、湿致病。余松和张立山等研究了70例肺间质纤维化患者的舌象,发现该病患者舌象的主要表现为暗舌、紫舌2种瘀血舌象,提示肺间质纤维化的主要病因病机之一为瘀血内阻,治疗时应根据病情酌加活血化瘀药物。

(五)舌诊在肾系疾病中的应用

袁培琼等338例糖尿病前期患者群的舌象特征进行研究发现,糖尿病前期中老年人群舌质较粗糙、苍老、舌苔较少而剥脱。郝一鸣等从糖尿病患者的舌色、苔色 HSV、RGB 参数及舌形、苔质参数中,共筛选出与 GHb 变化相关的参数13个,发现舌色与 GHb 呈正相关,即糖尿病 GHb 升高时,舌色越深。这可能为糖尿病临床提供无创性辅助诊断依据。

江涛等采用 Spearman 相关性分析探讨舌象图像特征与尿酸的关系,并应用运用多元线性回归、Logistic 回归分析发生高尿酸血症的影响因素。研究发现,高尿酸血症患者随着尿酸升高,舌质颜色变紫暗,舌苔变白厚腻。

安鹏与何娜等以300例原发肾小球病患者的舌象为观察对象,虚证患者多见胖大舌、白苔;湿证患者舌苔较黄,且伴有舌苔增厚或局部剥落;而血瘀证患者往往由于过寒或过热常见灰苔,并提出苔质和苔色对原发肾小球疾病辨证施治有重要意义。

(六)舌诊在肿瘤疾病中的应用

恶性肿瘤是临床常见的疾病,在中国,恶性肿瘤死亡占居民全部死因的23.91%,其发病率每年保持约3.9%的增幅,死亡率为2.5%的增幅,极严重地危害着我国人民的健康。随着中医药防治肿瘤的发展,中医在改善患者症状、减轻放化疗不良反应、延长生存期等方面显示出了巨大的优势。舌诊作为中医诊断疾病的手段之一,近年来为不少学者所采用,以深入研究肿瘤患者的舌象特点,并取得了一定的进展。

有研究者对163例肺癌患者的舌象特征分析发现,肺癌患者的舌形以胖大、齿痕较为多见,且两者常相兼出现;其次为裂纹舌,舌下络脉亦曲张明显。舌形在不同病理类型间存在差异,鳞癌及小细胞肺癌以胖大和(或)齿痕舌最常见,其舌下络脉曲张也明显高于其他肺癌,而腺癌裂纹舌的比例较高。杨澍等通过 R GB 值量化观察肺癌患者的舌象,发现肺癌患者血瘀舌的相关参数高于非肺癌者和正常人,提示肺癌疾病的发生与"瘀"密切相关。

胃癌作为我国最常见的癌症之一,我国学者对本病的舌象研究也较为丰富。有研究发现,胃癌组较常见胃肠疾病及健康人群更易出现红绛舌、淡白舌和青紫舌。罗丹等通过研究发现,在早期胃癌患者中,绛舌和淡白舌者居多,舌苔方面以黄腻苔患者占比最大,而且舌下脉络曲张也常见于早期胃癌患者中。此外,胃癌舌象对化疗也极度敏感,胃癌患者多为胖大舌和齿痕舌,化疗使齿痕舌明显增多,舌色则多变绛色和青紫色,舌苔多趋向厚苔。因此,胃癌属于上消化道肿瘤,舌质紫暗、苔厚腻或少苔可作为其观察参考指标之一。

在其他肿瘤的舌象特征研究领域,同样取得了一定的成果。在原发性肝癌的舌象信息研究中,有超过40%的原发性肝癌患者舌缘有边界分明的线状、条状、斑状或不规则形的青色紫暗的斑块,被称为"肝瘿线",自20世纪60

年代被发现以来,其被作为调查原发性肝癌的粗略指标,认为其可提示病情严重程度及预后。富琦等发现乳腺癌患者对化疗比较敏感,多数患者化疗后淡暗舌、齿痕舌和白腻苔等舌象明显增多。周红和苏兰等对大肠癌患者不同分期的舌象特点分析得出结论:舌下脉络增粗是晚期大肠癌的典型表现。也有研究表明,大肠癌舌象以舌质瘀暗,舌形胖大、齿痕,舌苔厚腻,舌下脉络异常为主。

综上所述,随着各新兴学科的发展,中医舌诊不再禁锢于传统中医理论的束缚,有了更加广泛的研究领域和新的研究趋势,并且在舌体解剖学、组织学、微生物学方面都有了不小的突破,在揭示舌体、舌苔本质的同时,也阐释了舌与一些疾病的密切联系。近30年来,随着中医大数据平台的建立和计算机技术的进步,中医舌诊客观化的进程不断向高层次发展,从舌象采集到建立各种分析模型,再到建立舌诊分析平台应用于各系统疾病的研究当中,中医舌诊正逐步走向客观化、定量化和标准化,中医四诊也在向现代化迈进。但需要指出的是,中医舌诊的研究工作中仍然存在一些问题,例如,基于图像分析的舌诊客观化系统中,彩色失真仍是其固有难题;目前的分析研究工作中,在舌疮,瘀斑等舌形,以及软、硬、缩、颤、抖等动态舌象方面的研究内容较少。此外,有些研究内容过分依赖西医理论,已经脱离中医理论的范畴,且不能将研究结果方便有效地应用于临床,因此,如何在继承和发扬传统中医的同时,创新发展,推动中医诊断现代化,仍是一个需要继续探索的课题。

主要参考书目

1.《诸病源候论》。隋·巢元方。

2.《敖氏捷径伤寒金镜录》。元·杜本(1276—1350),字伯原、原父,号清碧学士,清江人,著成《敖氏捷径伤寒金镜录》,是我国第一部舌诊专著。明嘉靖年间,薛己对其再加润色,收入《薛氏医案》,本书遂流行于世。

3.《温疫论》。明·吴有性(1582—1652),字又可。

4.《医学正传》。明·虞抟(1438—1517),字天民。

5.《察舌辨症新法》。清·刘恒瑞,又名刘吉人,号丙生。

6.《伤寒舌鉴》。清·张登,字诞先。

7.《舌鉴辨正》。清·梁玉瑜传,陶保廉撰录。

清·梁玉瑜,字特岩。由陶保廉协助辑录成《舌鉴辨正》。是现存最早的岭南舌诊专书。清·陶保廉(1862—1938),字拙存。

8.《临症验舌法》。清·杨乘六,字以行,号云峰。

9.《辨舌指南》。近代·曹炳章(1878—1956),字赤电,又名彬章、琳笙,著有《彩图辨舌指南》《增订伪药条辨》《奇病通考》等,主编《中国医学大成》。

10.《望诊遵经》。清·汪宏,字广庵。

11.《伤寒论本旨》(1835)。清·章楠,字虚谷,著有《伤寒论本旨》(《医门棒喝二集》)、《灵素节注类编》(《医门棒喝三集》)。

12.《形色外诊简摩》。清·周学海,字澄之,一字健之,著有《形色外诊简摩》《诊家直诀》等。

13.《温热经纬》。清·王士雄(1808—1868),字孟英,自号半痴山人,号梦隐,又号潜斋,别号半痴山人,随息居隐士、清代著名医学家,"温病四大家"之一。主要著作有《温热经纬》《随息居重订霍乱论》《随息居饮食谱》《归砚录》《潜斋医话》《王氏医案》等。

14.《医原》。清·石寿棠(1805—1869)，又名湛棠，字芾南，著有《医原》，辑有《温病全编》。

15.《温热论》。清·叶桂(1666—1745)，字天士，号香岩，别号南阳先生，晚号上津老人，清代著名医学家，"温病四大家"之一，是温病学的奠基人之一，首创温病"卫、气、营、血"辨证大纲。主要著作有《温热论》《临证指南医案》等。

16.《通俗伤寒论》。清·俞根初(1734—1799)，名肇源，字根初，别名俞三先生，清代著名伤寒学家，"绍派伤寒"的创始人，著有《通俗伤寒论》，近人曹炳章补其缺漏，徐荣斋复予重订，改名为《重订通俗伤寒论》。

17.《湿热病篇》。清·薛雪(1681—1770)，字生白，号一瓢，又号槐云道人、磨剑道人、牧牛老朽，江苏吴县人，清代著名医学家，与叶桂同时而齐名，"温病四大家"之一。著有《湿热病篇》，于温病学贡献甚大。另有《医经原旨》等书传世。

18.《温病条辨》。清·吴塘(1758—1836)，字配珩，号鞠通，江苏淮阴人，清代温病学派的代表人物之一，"温病四大家"之一，著有《温病条辨》《吴鞠通医案》《医医病书》。

19.《笔花医镜》。清·江涵暾，原名秋，字涵暾，又字岚霞，号笔花，浙江归安(今吴兴)人。著有《笔花医镜》《奉时旨要》。

20.《四诊抉微》。清·林之翰，字宪百，号慎庵，别号苔东逸老，清代苔东人。著有《四诊抉微》《嗽证知原》《温疫萃言》。

21.《舌胎统志》。清·傅松元(1846—1913)，字耐寒，一字崧园，江苏太仓人。著有《舌苔统志》《医经玉屑》《医案摘奇》(合称《太仓傅氏医学三书》)。

22.《伤寒指掌》(《察舌辨证歌》)。清·吴贞，字坤安。著有《伤寒指掌》。

23.《国医舌诊学》。近代·邱骏声，著有《国医舌诊学》。

24.《舌诊研究》。陈泽霖(1931—)上海人，主任医师，教授。著有《舌诊研究》《中医舌诊史话》。

陈梅芳(不详)。

25.《舌苔与疾病》。贝润浦(1944—)，国际著名妇科疑难病和不育症专家，已移居美国。

26.《望舌识病图谱》。费兆馥(1939—)，女，上海中医药大学教授，硕士生导师，著有《望舌识病图谱》《中医诊法图谱》等。

27.《中医临床舌诊图谱》。吉凤霞，北京中医药大学中医科主任医师，院士。蒋燕，北京中医药大学中医综合科主任医师，教授，医学博士。

参 考 文 献

[1]陈家旭.中医诊断学[M].北京:中国中医药出版社,2015:41-42

[2]陈泽霖.舌诊研究[M].上海:上海科学技术出版社,1982.

[3]钟爱萍,王河宝,孙悦,等.红绛舌理化检测与临床研究进展概述[J].江西中医药,2017,48(02):65-67.

[4]舒诚荣,曹爱玲,曹喆,等.青紫舌食管癌三维适形放疗临床分析[J].湖北科技学院学报(医学版),2015,29(6):486-487.

[5]钱心如,陈依萍,胡庆福,等.齿印舌的舌蕈状乳头计数及舌尖微循环状态[J].天津中医,1990(3):34-35.

[6]李敏.病理性齿痕舌的特点及其与证候相关性临床研究[D].长沙:湖南中医药大学,2006.

[7]李静,陈家旭,池孟修,等.舌形的探讨[J].环球中医药,2013,6(12):911-913.

[8]蒋沈华,林江.舌象客观化及舌苔本质研究进展[J].上海中医药杂志,2016,50(7):94-97.

[9]曹美群,吴正治,吴伟康.应用同位素标记相对和绝对定量技术筛选白厚苔和黄厚苔乳腺癌患者唾液差异表达蛋白[J].中西医结合学报,2011,9(3):275-280.

[10]贾微,唐亚平,黄浩,等.燥苔与病性证候要素相关性的研究[J].时珍国医国药,2014,25(3):671-672.

[11]齐城成,李伟,丁成华,等.黄腻苔舌面菌群门与属水平上的差异性研究[J].中华中医药杂志,2018,33(8):3455-3458.

[12]许颖,曾常春,蔡修宇,等.原发性肝癌不同中医证型患者舌色的光谱测色及其色度学比较研究[J].中西医结合学报,2012,10(11):1263-1271.

[13]李恒楠,包素珍.燥气本质初探[J].中医学报,2014,29(5):671-672.

[14]马子坤,韩冉,杨新伟,等.舌苔脱落细胞理化指标与慢性胃炎患者中医证型相关性分析[J].国际中医中药杂志,2021,43(1):22-26.

[15]李丹溪,关静,李峰.舌诊仪的发展及其在舌诊客观化研究中的应用现状[J].世界中医药,2017,12(2):456-460.

［16］邸丹,周敏,周会林,等.手持式舌象仪的研制［J］.上海中医药杂志,2016,50(2):12-14.

［17］刘齐,黄晓阳,王博亮,等.自然环境下舌诊图像偏色检测及其颜色校正方法［J］.厦门大学学报(自然科学版),2016,55(2):278-284.

［18］余兆钗,张祖昌,李佐勇,等.融合多颜色分量的舌图像阈值分割算法研究［J］.计算机应用与软件,2019,36(5):199-203,248.

［19］王学民,吕元婷,王瑞云,等.基于双光源的舌质舌苔分离方法研究［J］.纳米技术与精密工程,2016,14(6):434-439.

［20］Liu Z, Zhang D, Yan J Q. Classification of hyperspectral medical tongue images for tongue diagnosis［J］. Comput Med Imaging Graph, 2007, 31(8): 672-678

［21］芮迎迎,孔祥勇,刘亚楠,等.基于 Mask Scoring R-CNN 的齿痕舌象识别［J］.中国医学物理学杂志,2021,38(4):523-528.

［22］张璐瑶,汪莉,包璇,等.基于局部灰度阈值的舌象裂纹检测方法［J］.电脑知识与技术,2017,13(29):163-165.

［23］谢涛.基于图像处理的舌像分割及润燥识别研究［D］.上海:华东理工大学,2017.

［24］王邦才,周文伟,王培劼.酒精性肝病瘀血舌象客观化研究［J］.新中医,2018,50(9):79-81.

［25］邵海云,王玲,张鹏,等.冠心病患者 103 例舌象分布特征及其与实验室指标的相关性［J］.中华中医药杂志,2021,36(5).

［26］段梦遥,张晓晴,董易杭,等.高血压病舌象客观化特征与痰证素的相关性研究［J］.湖南中医药大学学报,2021,41(1):14-18.

［27］杨帅,王步轶,胡鸿毅,等.慢性萎缩性胃炎脾虚气滞证的舌、面诊信息特征研究［J］.中华中医药杂志,2020,35(11):5521-5524.

［28］沈邹影,郝一鸣,郭睿,等.128 例支气管哮喘患儿舌象特征参数分析［J］.中华中医药杂志,2016,31(12):5225-5227.

［29］张才圣,胡学军,黄仁,等.COPD 稳定期中医症状、舌象及脉象特征的现代文献研究［J］.湖南中医药大学学报,2018,38(10):1165-1168.

［30］安鹏,何娜,吴喜利,等.肾病舌象客观化分析与辨证分型规律的探讨［J］.中国中医基础医学杂志,2013,19(2):136-137.

［31］谢敏.163 例初治肺癌患者舌象与病理分型、辨证分型的关系研究［D］.成都:成都中医药大学,2014.

［32］黄晓峰,付肖岩,罗丹,等.早期胃癌病理分型与中医舌象、证型的相关性分析［J］.中国医药指南,2018,16(10):184.

［33］王志鹏,王长松.肝瘿线与原发性肝癌关系的研究进展［J］.东南大学学报(医学版),2014,33(6):828-830.

［34］周红,苏兰,郭宁栎.大肠癌患者不同分期的舌象特点分析［J］.四川中医,2014,32(6):88-89.

索 引